EXAMEN

DE LA

DOCTRINE HOMOEOPATHIQUE

PAR

F. BARTHÈS,

DOCTEUR EN MÉDECINE,

Ancien chef de clinique de l'Hôtel-Dieu Saint-Éloi, Membre de la Société de médecine et de chirurgie pratiques de Montpellier, Médecin-adjoint de l'hôpital Saint-Charles de Cette, Chirurgien du Bureau de Bienfaisance de la même ville.

MONTPELLIER

JEAN MARTEL AÎNÉ, IMPRIMEUR DE LA FACULTÉ DE MÉDECINE,
RUE DE LA CANABASSERIE 2, PRÈS DE LA PRÉFECTURE.

1858

EXAMEN

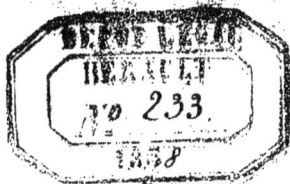

DE LA

DOCTRINE HOMŒOPATHIQUE

PAR

F. BARTHÈS,

Docteur en médecine,

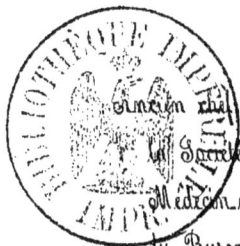
Ancien chef de clinique de l'Hôtel-Dieu Saint-Eloi, Membre de la Société de médecine et de chirurgie pratiques de Montpellier, Médecin-adjoint de l'hôpital Saint-Charles de Cette, Chirurgien du Bureau de Bienfaisance de la même ville.

MONTPELLIER

JEAN MARTEL AÎNÉ, IMPRIMEUR DE LA FACULTÉ DE MÉDECINE,
RUE DE LA CANABASSERIE 2, PRÈS DE LA PRÉFECTURE

1858

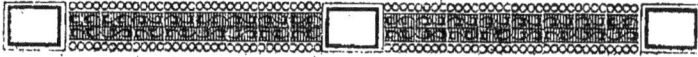

EXAMEN

DE LA

DOCTRINE HOMŒOPATHIQUE.

S'IL est une Science qui, par l'étendue de ses rapports, par l'importance de son but et l'infinie variété des moyens, exige le concours, non-seulement d'un homme de génie, mais de tous ses adeptes, non-seulement à une époque, mais dans la succession des temps, dont la perfection ne peut être que relative, c'est sans contredit la Médecine.

Si l'on prévoyait au début les difficultés de la route, combien peu voudraient s'y engager !

Préserver l'homme des influences fâcheuses dont les sources sont inhérentes à l'individu, soit qu'elles découlent de son organisation physique, intellectuelle et morale, du jeu naturel des fonctions, de l'âge, du sexe, du tempérament, des idiosyncrasies, des diathèses, soit quelles résultent de l'état social avec ses besoins réels ou factices, son luxe, ses misères, ses excès, ses passions, ses désirs inassouvis ;

Soustraire l'homme aux causes perturbatrices qui naissent du milieu qu'il habite, du sol qui le supporte et le nourrit, de l'atmosphère qu'il respire ;

Assigner à chacun de ces facteurs la place qu'il occupe dans la génération et la succession des phénomènes morbides, et, pour apprécier l'étendue du désordre, connaître d'abord la constitution normale de l'homme ;

Et lorsque, sous l'influence de tant de causes, la maladie éclate, demander à la nature entière des substances capables de rétablir l'harmonie :

Tel est le but de la Médecine.

Les obligations qu'elle impose ne sont-elles pas de nature à effrayer la conscience de celui pour qui le mot *devoir* n'est pas un vain mot ?

« L'art est long, la vie est courte », a dit Hippocrate.

Admirable antithèse, qui, d'un côté, nous résume les difficultés de la science, et qui, de l'autre, nous démontre l'indispensable nécessité d'établir, entre les générations scientifiques, des liens d'une étroite solidarité.

Et néanmoins, on a vu à toutes les époques surgir
des hommes qui, brisant violemment la chaîne de la
Tradition, se sont jetés hors des routes tracées ; mais,
après un peu de bruit, le silence s'est fait autour de
leurs systèmes, et l'Histoire semble n'avoir sauvé leurs
noms de l'oubli que pour nous conserver le souvenir de
leurs erreurs.

« La médecine », écrit le professeur Ribes, « est la fille
»du temps et de l'expérience ; lorsque l'enthousiasme
»qui suit les nouvelles doctrines sera passé, on com-
»prendra tout le ridicule d'avoir prétendu reconstruire
»en entier la science, et substituer à ce qu'a appris
»l'observation de plusieurs siècles, vingt années d'ob-
»servations. »

Ce reproche prophétique qu'adressait le professeur
Ribes à l'École de Broussais, ne pouvons-nous l'appli-
quer à cette Doctrine qui, sous le nom d'*Homœopathie,*
rejette la Tradition, se proclame modestement seule
dépositaire de la science, le palladium de l'humanité,
et n'épargne pas même l'injure à ces infatigables
pionniers de la médecine, à ces hommes vénérables
qui, dans les siècles passés, s'appelaient Hippocrate et
Galien, et, dans des temps plus modernes, Boërhaave,
Stoll, Sydenham, Bordeu.

« Newton, en ouvrant une ère nouvelle à la méca-

»nique céleste, en réduisant à la formule mathéma-
»tique de l'attraction tous les mouvements de notre
»système planétaire, n'outrageait point Hipparque, ni
»Ptolémée, ni Galilée, ni Kepler, pour n'avoir pas
»eux-mêmes deviné ce que les progrès de l'astronomie
»et des mathématiques lui permettaient enfin, à lui,
»de découvrir. Laënnec non plus, en donnant à la
»médecine l'auscultation, en créant cette merveilleuse
»branche de séméïotique, ne méprisait pas pour cela
»les Corvisard et les Awenbrügger.» (Requin.)

Ce que Newton et Laënnec eussent rougi de faire,
Hahnemann l'a exécuté.

Lisez plutôt son opuscule sur l'*Allopathie*, et vous
verrez où peut conduire le talent desservi par un
immense orgueil et l'amour-propre froissé.

Nul doute cependant que l'Homœopathie n'ait eu sa
raison d'être. Dans le monde physique comme dans le
domaine de l'intelligence, rien ne vient du hasard.
L'idée génératrice de l'Homœopathie a été d'abord une
protestation contre les abus des systèmes physiologiques, matérialistes, et surtout contre la polypharmacie.
Considérée dans son ensemble comme corps de doctrine, elle est en médecine ce que le mysticisme est en
religion, où, à côté des contradictions, des erreurs les
plus grossières, s'élève une aspiration vers un idéal

mal compris et cherché dans une direction d'idées contraires au but.

L'Homœopathie, en tant que doctrine, passera; son dernier jour est-il bien éloigné? Déjà l'édifice de Hahnemann, battu en brèche plus encore par ses disciples que par ses adversaires, menace ruine de tous côtés. Bien peu d'homœopathes jurent encore *Per verba magistri*. Si bien que Rau, l'émule de Hahnemann, a pu dire dans son *Nouvel Organon*:

« Nous convenons que la nouvelle doctrine, telle »qu'elle a été présentée dans sa totalité par Hahnemann, »et admise comme un code sacré par ses disciples, »ne peut soutenir l'examen d'une critique juste et »impartiale [1]. »

M. Arnaud, à son tour, le reconnaît si bien, qu'il demande si la doctrine doit rester Hahnemannienne, et la Société de médecine homœopathique de répondre:

« La Société, en tant que société, n'admet aucune »déviation des principes fondamentaux posés par Hahne- »mann; elle est et restera constamment et complè- »tement Hahnemannienne. »

Cette déclaration, dont nous prenons acte, fixe nos incertitudes; Hahnemann est bien et dûment

---

[1] Rau, *Nouvel Organon*, Introd., p. 29.

encore le chef d'école, le drapeau de ralliement, le représentant de l'Homœopathie.

Examinons donc cette doctrine, ses dogmes, sa théorie, sa pratique.

Pour procéder avec ordre, nous diviserons notre travail en quatre chapitres :

Examen de la Doctrine Hahnemannienne

1° Au point de vue physiologique ;

2° Au point de vue de la pathologie ;

5° Au point de vue thérapeutique ;

4° Au point de vue de la matière médicale.

CHAPITRE PREMIER.

EXAMEN DE LA DOCTRINE DE HAHNEMANN AU POINT DE VUE PHYSIOLOGIQUE.

Le caractère de la Doctrine Hahnemannienne, son principe physiologique, est purement et simplement le Vitalisme Hippocratique, ou mieux encore le Vitalisme de Barthez. Sous ce rapport, Hahnemann n'a rien innové; il a tout puisé, les idées et les mots, dans la doctrine de l'École de Montpellier.

L'homme n'est pas seulement un corps, une réunion d'organes, ainsi que le soutient l'École organicienne; l'intelligence et la vie ne résultent pas du jeu des fonctions.

L'homme n'est pas non plus l'être de Sthal, composé d'un corps et d'une âme, sous la direction de laquelle les fonctions s'accomplissent.

Tout phénomène suppose une cause, tout mouvement résulte d'une force.

L'homme vit non-seulement par l'intelligence, mais il croît, se développe, se conserve, se perpétue: or, si les phénomènes psychologiques nous dévoilent l'existence d'une âme, les actes de la vie organique nous forcent à reconnaître un principe vital.

L'erreur des Stahliens fut de rattacher à une force unique ces deux ordres de faits, confusion que notre instinct repousse et que la philosophie signale.

Comment admettre, en effet, que la source de nos plus nobles inspirations, l'idée du devoir, du sacrifice, l'amour de l'humanité, que cette force enfin qui poussait Décius et Caton au suicide, soit identique à celle qui préside aux fonctions animales et qui rive l'homme à la grande chaîne des êtres organisés.

D'un autre côté, non-seulement l'âme pense et agit, mais elle sait qu'elle pense et qu'elle agit, et cette faculté de se replier, d'assister à chacune de ses opérations, nous révèle les moindres accidents des phénomènes psychologiques, et reste muette en présence des actes vitaux. Ces phénomènes ne sont donc pas régis par les mêmes lois, ne dépendent pas de la même cause.

Ame, principe vital et corps, tels sont les trois éléments que l'analyse découvre dans l'homme, intimement reliés ensemble par des lois mystérieuses. On ne peut les isoler que par l'abstraction; mais, dans les actes de la vie, ils s'harmonisent et se fondent dans une admirable unité.

Tels sont en physiologie les principes de Hahnemann. Pour en retrouver l'origine, il faut remonter aux époques les plus reculées de la science, à l'*impetum faciens* d'Hippocrate, à l'*entéléchie* d'Aristote, à l'*archée* de Van-Helmont, et, dans des temps plus modernes, aux écrits de Barthez et de son plus illustre élève le professeur Lordat.

Hahnemann a donc adopté une doctrine toute faite. Pourquoi faut-il qu'en voulant y mettre du sien, il n'ait su innover que des erreurs ? Pour plier cette magnifique doctrine aux mesquines exigences de son pitoyable système, il l'a défigurée, rendue méconnaissable : d'une tête de Raphaël il a fait une caricature.

Avec cette admirable sagacité, ce génie d'observation dont les anciens ont donné tant de preuves, l'École Hippocratique avait rangé sous trois chefs les propriétés générales du Principe Vital ; par l'analyse d'abord, et la synthèse ensuite, elle avait reconnu trois modes d'être de ce principe. Hippocrate les avait burinés dans ses œuvres avec son laconisme caractéristique :

« *Natura creatrix, natura conservatrix, natura »medicatrix.* »

C'était là une belle conception, mais elle condamnait le système de Hahnemann ; et comme l'erreur a aussi sa logique, elle l'a poussée jusqu'à l'absurde. « Dans l'état de santé, la force vitale qui anime dyna»miquement la partie matérielle du corps, exerce un

»pouvoir illimité ; il entretient toutes les parties de
» l'organisme dans une admirable harmonie vitale. »
(Hahnemann [1].)

Attribuer au principe vital un pouvoir illimité, est
une étrange exagération du *natura creatrix* des anciens.
Quelle que soit la puissance de ce principe, il est régi
par des lois primordiales ; il agit en conformité d'une
idée : l'harmonie, d'un prototype dont il peut varier
les nuances sans jamais s'écarter du fond, et la preuve,
c'est que les races existent, qu'elles se perpétuent avec
leurs caractères distinctifs ; mais dans toutes, quelles
que soient leurs nuances particulières, on retrouve
toujours l'homme avec ses caractères génériques.

Mais quand l'homme tombe malade, cette force
vitale déchoit singulièrement ; c'est alors « la grossière,
»l'automatique, l'inintelligente, l'aveugle force vitale. »
(Hahnemann.)

« *Omnis ars imitatio est naturæ* », écrivait Sénèque.

« La médecine doit donc copier la nature, qui,
»dans tous ses actes, n'emploie que les moyens
»les plus simples et avec la plus sage économie. »
(Tourtelle.)

« Je le pançai, Dieu le guarit », disait notre bon
A. Paré.

[1] Hahnemann, *Organon*, § 9.

« Non », répond Hahnemann, « cette force spirituelle
»n'a point été créée pour se porter secours à elle-même,
» pour exercer une médecine digne d'imitation.....: La
»vraie médecine, œuvre de réflexion et de jugement,
»est une création de l'esprit humain. » (*Organon.*)

Si cette proposition n'était que présomptueuse ! Mais
sous la plume de Hahnemann elle est d'une importance capitale : c'est par elle que débute notre réformateur dans son œuvre de destruction. On comprend,
en effet, qu'en déniant à la nature sa puissance médicatrice, il renverse du même coup tous les systèmes
fondés sur son autocratie. Vingt siècles d'expérience
sont perdus pour l'humanité ; la Médecine traditionnelle,
privée de son appui, chancelle sur ses bases détruites,
elle s'écroule, et l'Homœopathie, triomphante et sans
rivale, sort radieuse du cerveau de Hahnemann.

En général, Hahnemann procède par affirmation.
« La doctrine vivante de l'homœopathie n'a besoin ni de
»preuves, ni d'appui, ni de soutien [1]. » Toutefois, il
veut bien sortir de ses habitudes et fournir des preuves à
l'appui de sa proposition. Et si, après les avoir lues, on
se sent encore des doutes ; si l'impuissance du Principe
Vital ne ressort pas claire, évidente, il faut se résigner

---

[1] *Organon*, p. 55.

à mourir dans l'impénitence finale, en récitant son *meâ culpâ*. Lisez plutôt.

« On a copié la grossière nature qui ne peut pas ,
»comme un chirurgien intelligent, rapprocher les lèvres
»d'une plaie et les réunir par première intention.....;
»qui, dans une fracture, est impuissante, quelque
»quantité de matière osseuse qu'elle fasse épancher pour
» redresser et affronter les deux bouts de l'os....; qui ne
»sait pas lier une artère....; qui ignore l'art de réduire
»une luxation....; qui ne sait triompher d'un étrangle-
»ment herniaire que par la gangrène et la mort....

»Il y a plus encore, cette force vitale non intelli-
»gente admet sans hésitation, dans le corps, les plus
»grands fléaux de notre existence terrestre, les miasmes
»chroniques, la psore, la syphilis, la sycose. »

Peut-on pousser plus loin le délire et l'extravagance?
A quoi servirait, nous le demandons, toute la science
du plus habile chirurgien, si, après avoir mécanique-
ment rapproché les deux lèvres d'une plaie, affronté les
deux extrémités d'un os fracturé, la nature ne les réu-
nissait par l'épanchement de la lymphe plastique et de
la matière osseuse?

Est-ce le chirurgien qui, dans les plaies avec perte
de substance, fait pousser les bourgeons charnus et
les convertit en tissu inodulaire?

Que seraient nos procédés hémostatiques sans ces
admirables phénomènes si essentiellement curateurs et
si bien décrits par J.-L. Petit, Morand, Jones, John
Hunter et J. Bell?

Qui oserait nier l'autocratie de la nature pour
l'isolement et l'expulsion des corps étrangers, l'organisation des fausses membranes, les adhérences salutaires
qui s'opposent aux épanchements, les limitent, et
qui légitiment la belle opération de Dupuytren pour la
guérison de l'anus anormal, les sutures intestinales de
Jobert, &c., &c.?

Si nous sortons du domaine de la chirurgie, pour-
rons-nous énumérer seulement les efforts médicateurs
de la nature dans les affections fébriles?

Ces efforts sont si réels, que Hahnemann lui-même
fait un crime à l'ancienne École d'imiter la nature,
« qui, dans ses efforts pour rétablir la santé, juge la
»fièvre par la sueur et l'urine; la pleurésie par des
»saignements de nez, des sueurs et des crachats
»muqueux; d'autres maladies par le vomissement, la
»diarrhée, le flux de sang; l'angine par la salivation ou
»par des métastases et des abcès qu'elle fait naître dans
»des parties éloignées du siége du mal. »

Si le Principe Vital se laissait vaincre sans difficulté
pas les influences morbides, s'il ne possédait pas, au

contraire, une force de résistance bien réelle, comment expliquer l'immunité dont jouissent, pendant les épidémies, la grande majorité des êtres vivants? Est-ce que, dans cette lutte perpétuelle, l'homme n'eût pas depuis long-temps succombé? Non-seulement il résiste, mais il sait éluder les difficultés insurmontables, modifier les lois de son existence, s'acclimater dans toutes les régions et conserver son individualité au milieu des glaces du pôle et sous l'ardent soleil des tropiques.

Avions-nous tort d'avancer que Hahnemann avait systématiquement défiguré la Doctrine Vitaliste? Comment s'expliquer ses erreurs si grossières, ses contradictions si flagrantes? Résultent-elles d'une habile tactique propre à dérouter ses adversaires ou d'un défaut de jugement? Sa raison était-elle déjà atteinte et préludait-elle, par ces écarts, à la folie des derniers jours [1]? A défaut de notre appréciation, citons celle du Professeur Requin :

« Hahnemann, assurément, avait beaucoup d'esprit, »une grande instruction scientifique et littéraire, une

---

[1] L'homœopathe Hartmann assure que Hahnemann n'a pas conservé jusqu'à la fin la pleine jouissance de sa raison. M. Manec dit quelque part, dans ses *Lettres sur l'homœopathie*, que son créateur est mort dans un hospice d'aliénés. La *Biographie universelle* ne fait pas mention de ce fait, si facile pourtant à constater.

»imagination brillante et fleurie; aussi, avec toutes ces
»qualités-là, est-il fort agréable à lire toutes les fois
»qu'il soutient une thèse vraie.... Mais après tout,
»Hahnemann était un esprit faux, et voilà précisément
»par où ses grands talents, une fois fourvoyés et perdus
»pour la vraie médecine, n'ont abouti qu'à faire un
»grand scandale. C'est fort peu de chose, pour le
»service de la science, que d'être un bel esprit; il
»faut être surtout un bon esprit.... Eh bien donc !
»qu'arrive-t-il aux hommes qui ont l'esprit faux, mais en
»même temps supérieurs à beaucoup d'égards? Hommes
»de génie manqués, ils ont la conscience de leurs belles
»qualités, et, suivant la loi de l'amour-propre humain,
»ne peuvent être mécontents de leur esprit; ils s'aigris-
»sent, s'irritent, se révoltent contre les censures que
»soulèvent leurs sophismes, leurs paradoxes, leurs
»paralogismes; ils se croient méconnus, incompris,
»persécutés, et tournent à la folie ou à la méchanceté.
»Indignés de ne pas trouver grand crédit auprès des
»gens éclairés, ils s'adressent à la foule ignorante.
»Dans la politique, ils se font démagogues; dans la
»médecine, ils se font charlatans. »

Tel fut Hahnemann.

Ce portrait est-il ressemblant? La suite de notre
travail le démontrera.

CHAPITRE DEUXIÈME.

EXAMEN DE LA DOCTRINE HAHNEMANNIENNE AU POINT DE VUE DE LA PATHOLOGIE.

Si nous passions en revue les divers systèmes qui ont, tour-à-tour et à toutes les époques, essayé de détrôner le vieil Hippocratisme, il nous serait facile de démontrer que la source de leurs erreurs est toute entière dans l'ignorance des véritables lois de la physiologie ; et si le Vitalisme a pu résister, à toutes les attaques, c'est parce qu'il s'appuie sur les principes éternels qui constituent la Science de l'homme, et cela se conçoit.

L'homme malade et l'homme sain ne sont pas dirigés par des lois différentes.

La santé et la maladie ne sont que des phénomènes, des manifestations d'une seule et unique force, primitivement affaiblie et renfermant déjà en elle-même les principaux éléments de nos maladies. «Celles-ci sont les »produits plus ou moins spéciaux de nos propriétés »morbides fécondées à travers les âges par tous les »genres d'influences mauvaises qui travaillent aussi le »monde extérieur » (Pidoux), et qui constituent la prédisposition.

Hahnemann l'avait bien compris, mais ébloui par

les miroitements de son principe préétabli : « *Similia*
» *similibus curantur* » ; et, pour être conséquent, il a
été forcé de s'appuyer sur le médicament considéré
comme force morbifuge absolue , de rejeter *par
conséquent* la puissance médicatrice de la nature, et,
pour légitimer son erreur thérapeutique, d'obscurcir les
notions les plus claires de la pathologie générale.

« Les maladies sont des altérations dynamiques et
» virtuelles de la santé, et cette virtualité consiste
» évidemment dans le mode spécial , *sui generis,*
» pour chacune d'elles , du trouble dynamique qui les
» constitue.

» Les causes de nos maladies ne sauraient être
» matérielles, puisque la moindre substance matérielle,
» quelque douce quelle nous paraisse, est repoussée
» tout-à-coup par la force vitale, ou, si elle ne peut
» l'être, occasionne la mort [1]. »

« Quand l'homme tombe malade , cette force
» spirituelle (principe vital), active par elle-même et
» partout présente dans le corps , est au premier abord
» la seule qui ressente l'influence dynamique de
» l'agent hostile à la vie ; elle seule, après avoir été
» désaccordée par cette perception, peut procurer à

___

[1] Hahnemann, *Coup-d'œil sur la médecine allopathique.*

»l'organisme les sensations désagréables qu'il éprouve
»et le pousser aux actions insolites que nous appelons
»*maladie*.

»De tous les changements morbides invisibles qui
»surviennent dans l'intérieur du corps et dont on peut
»opérer la guérison, il n'en est aucun que des signes,
»des symptômes ne fassent reconnaître à l'observateur
»attentif.

»L'ensemble des signes appréciables représente la
»maladie dans toute son étendue, c'est-à-dire qu'il en
»constitue la forme véritable, la seule que l'on puisse
»concevoir.

»Le médecin qui s'amuse à chercher des choses
»cachées dans l'intérieur de l'organisme peut se tromper
»tous les jours ; mais l'homœopathiste, en traçant avec
»soin le tableau fidèle du groupe entier des symptômes,
»se procure un guide sur lequel il peut compter, et,
»quand il est parvenu à éloigner la totalité des symp-
»tômes, il a sûrement aussi détruit la cause interne et
»cachée de la maladie.

»On ne saurait concevoir ni prouver par aucune
»expérience au monde qu'après l'extinction de tous les
»symptômes de la maladie et de tout l'ensemble
»des accidents perceptibles, il reste ou puisse rester
»autre chose que la santé, et que le changement

»morbide qui s'était opéré dans l'intérieur du corps
»n'ait point été anéanti.

» En un mot, la totalité des symptômes est la
»principale ou la seule chose dont le médecin doive
»s'occuper dans un cas morbide individuel quelconque,
»la seule qu'il ait à combattre par le pouvoir de son art,
»afin de guérir la maladie et la transformer en santé.

»De cette vérité incontestable que hors de l'en-
»semble des symptômes il n'y a rien à trouver dans
»les maladies, par quoi elles soient susceptibles
»d'exprimer le besoin qu'elles ont de secours, nous
»devons conclure qu'il ne peut y avoir d'autre indication
»du remède à choisir que la somme des symptômes
»observés dans chaque cas individuel [1]. »

En résumé :

Les influences morbides immatérielles produisent
des états affectifs du Principe Vital. La nature de
ces états morbides nous échappe ; il serait puéril et
dangereux de s'en préoccuper. Il nous importe peu de
les connaître, puisqu'ils se traduisent toujours par
des actes morbides constitués par des groupes de
symptômes qu'il suffit d'apprécier dans leur ensemble
pour en déduire les indications thérapeutiques.

[1] Hahnemann, *Organon.*

Telles sont les idées de Hahnemann en pathologie,
nous les avons copiés textuellement dans son *Organon*.

Que d'efforts d'imagination ! *La montagne en travail
enfante une souris ;* les vastes conceptions de Hahnemann le ramènent à cette médecine symptomatique
qu'Hippocrate fustigeait en reprochant aux Gnidiens de
s'attacher exclusivement aux symptômes des maladies
et de négliger tout-à-fait la connaissance des signes.

Les idées de Hahnemann n'ont donc pas même le
mérite de la nouveauté, et, pour être renouvelées des
Grecs, elles n'en sont pas moins inadmissibles.

Les erreurs de cette doctrine sont si évidentes, qu'en
1845 un homœopathe distingué, le docteur Arnaud,
demande à la Société de médecine homœopathique
« si le temps n'est pas venu d'introduire la réforme
»au sein de la réforme, d'imprimer aux études et
»à la pratique une nouvelle direction qui satisfasse
»à des besoins, à des exigences que chacun aura pu
»apprécier. Pour moi », ajoute - t - il, « je crois à
»l'opportunité, à l'urgence même de cet examen......

»Gardons - nous de laisser l'Homœopathie sous la
»menace d'un échec qu'elle subirait tôt ou tard [1]. »

La Société resta sourde à ces sages conseils; effor-

---

[1] Bulletin de la Société homœopathique, 1845, T. I, p. 234.

çons-nous de justifier les appréhensions du docteur Arnaud.

Éclairons d'abord les principes essentiels que Hahnemann a sciemment obscurcis, en confondant en pratique deux états bien distincts : l'Affection et la Maladie.

On entend par *Affection* ou *État morbide* toute modification générale anormale et plus ou moins durable, survenue dans le système vivant.

On appelle *Acte morbide* ou *Maladie* toute manifestation de cette modification.

La nature intime, l'essence de l'affection nous échappe sans doute; mais cette notion est-elle indispensable pour établir les rapports qui relient l'état et l'acte morbides? Newton ignorait aussi l'essence de l'attraction; il n'en a pas moins dévoilé le mystère de la gravitation des mondes. La Médecine est une science d'observation; il faut donc, pour établir ces rapports, en appeler à l'expérience.

Or, les troubles morbides, les symptômes sont-ils la traduction fidèle, complète, nécessaire de la lésion vitale? En sont-ils l'image réfléchie? Le trouble dynamique s'identifie-t-il dans l'ensemble des symptômes?

Ou bien, ces symptômes ne sont-ils qu'une manifestation souvent trompeuse, rarement complète, toujours contingente de l'affection?

Les rapports entre l'état et l'acte morbides ne sont-ils pas singulièrement modifiés par l'idiosyncrasie, l'âge, le sexe, le tempérament, la constitution médicale régnante, le génie épidémique ?

Telles sont les questions que nous allons essayer de résoudre, en nous appuyant sur des faits irrécusables.

I. *Une même Affection peut se traduire par des symptômes différents.*

Deux individus cohabitent avec une même femme syphilitique : l'un contractera des chancres, l'autre une blennorrhagie. Si l'on n'avait égard qu'à l'ensemble des symptômes, le traitement serait bien différent, et il est certain que l'un des deux malades n'aurait pas lieu de s'en féliciter.

L'affection scrofuleuse se révèle par les actes morbides les plus divers. Quelle analogie établir, au point de vue symptomatique, entre le goître et l'ophthalmie, la tumeur blanche et l'ozène, l'otorrhée et la phthisie pulmonaire ?

Il en est de même du cancer, du vice dartreux, affections si essentiellement protéiformes et trop souvent rebelles.

Si nous examinons les états morbides épidémiques,

endémiques ou populaires, nous voyons se produire le même phénomène.

Ainsi, l'affection bilieuse produit tantôt des vomissements, des diarrhées, des pneumonies, des fièvres typhoïdes, putrides, &c., &c.

Sous l'influence de l'affection catarrhale, on observe des bronchites, des pneumonies, des diarrhées, des rhumatismes, des ophthalmies, des névralgies, suivant le siége sur lequel se localise l'affection, &c., &c.

La vérité de notre proposition est si incontestable, que Hahnemann la sanctionne en tombant dans une étrange erreur : il ne craint pas d'avancer que les sept huitièmes de nos maladies chroniques, qui certes ont toutes un appareil symptomatique bien distinct, sont le résultat d'une seule affection, d'un miasme chronique, la psore.

Un enfant, un adulte, un vieillard contractent, dans des circonstances ambiantes identiques, une affection catarrhale. On observera chez l'adulte une fluxion de poitrine, chez l'enfant une congestion cérébrale, chez le vieillard une dyssenterie.

Le simple bon sens ne dit-il pas que, tout en ayant certainement égard aux cris de l'organe malade, l'indication majeure, capitale, n'est pas fournie par l'ensemble des symptômes, mais par la notion de l'état affectif ?

Deux individus du même âge s'exposent à des influences marécageuses, ils contractent une affection intermittente ; mais l'un, doué d'un tempérament apoplectique, aura des accès à forme comateuse ; chez l'autre, les accès seront cholériformes parce que son tempérament sera bilieux.

En 1661, il régna à Londres une épidémie de fièvres intermittentes à type tierce ou quarte ; il régnait aussi une fièvre continue accompagnée de vomissements, de diarrhée, quelquefois de délire, d'hémorrhagie nasale : toutes ces fièvres, tous ces symptômes n'étaient, pour Sydenham, que des formes diverses d'un seul et même état morbide, de l'affection bilieuse, et il les guérissait par la méthode évacuante.

En 1678, éclata à Londres une nouvelle épidémie de fièvres intermittentes ; elles débutaient souvent sans aucun symptôme fébrile, par une attaque d'apoplexie, par un rhumatisme, par des douleurs lombaires.

Quel rapport phénoménal peut-on établir entre une apoplexie, un rhumatisme, un lombago et la fièvre intermittente ? Est-ce un rapport de siége, de symptômes, de lésions cadavériques ? Nullement, et néanmoins, malgré ces différences, toutes ces maladies se ressemblaient par leur nature, toutes reconnaissaient le même fond.

Dans la fièvre bilieuse qui régna épidémiquement dans le comté de Tecklembourg en 1780 , Fincke observa plusieurs cas de tétanos et d'apoplexie, qu'il traita d'abord comme maladies sporadiques ; l'insuccès complet lui rappela les sages préceptes de Sydenham : il traita ces formes menteuses de l'affection de la même manière que les formes communes , et dès ce moment il n'eut plus aucun insuccès à déplorer.

Il est donc irrévocablement acquis à la science que les symptômes les plus opposés, les plus disparates, peuvent dépendre d'une même affection.

Prouvons la proposition inverse par des faits non moins certains.

II. *Des Affections diverses peuvent se traduire par des symptômes semblables.*

La douleur est la compagne presque inséparable de la plupart des états morbides ;

La chaleur, le gonflement, la rougeur caractérisent tout aussi bien les phlegmasies franches et les phlegmasies spécifiques ;

La douleur, le gonflement, la rougeur appartiennent au rhumatisme et aux tumeurs blanches, à la goutte, &c.

Sous les noms de *dyssenterie, fièvres malignes,*

fluxion de poitrine, tous les praticiens ont reconnu des états morbides très-variés, essentiellement différents pour le fond, bien que semblables par la forme : c'est ainsi qu'ils ont distingué la fluxion de poitrine en inflammatoire, bilieuse, catarrhale, putride, ataxique, adynamique. La nature de ces états est certainement bien différente, et cependant dans tous on observe, à des nuances près, une douleur limitée dans un point de la poitrine, du crachement du sang, de la toux, une gêne pour respirer, une expectoration plus ou moins abondante, une fièvre ; en un mot, un ensemble de symptômes ayant entre eux la plus grande analogie.

« Comparez », dit le professeur Fuster dans son ouvrage si remarquable [1], « l'affection vermineuse de »Vandenbosck, l'affection catarrhale de Sarconne, la »fièvre putride de Mertens, l'affection épidémique de »Vienne et la fièvre bilieuse de Fincke. Quelle diffé-»rence dans leur nature ! Et cependant ces affections »si distinctes ont présenté plus ou moins les mêmes »symptômes, les mêmes siéges, les mêmes lésions »cadavériques. »

Lancisi, Ramazzini, Huxham, Pringle, Lepecq de

[1] Des maladies de la France, dans leurs rapports avec les saisons.

la Clôture , Stoll , Hildenbrand fourmillent de pareils exemples.

Hahnemann lui-même consacre la vérité du principe.

S'il prescrit le mercure dans la syphilis , le quinquina dans les fièvres intermittentes , c'est qu'il admet que ces substances produisent dans l'organisme un ensemble de symptômes semblables à celui qui résulte de la vérole, de l'affection intermittente. Admet-il que l'impression produite sur le principe vital par le mercure ou le quinquina soit identique à celle du virus syphilitique ou du miasme paludéen ?

Souvent l'affection ne donne lieu qu'à des phénomènes sympathiques.

Les maladies de la hanche débutent, sans autre symptôme , par une douleur très-vive dans le genou.

Les calculeux n'accusent de douleurs qu'au méat urinaire.

Les maladies abdominales produisent des états comateux qui simulent la méningite.

La dentition difficile détermine des convulsions , de l'assoupissement, des péritonites.

Les maladies de l'utérus provoquent dans les seins des douleurs sympathiques.

Sauvages raconte l'histoire d'un enfant qui , ayant perdu subitement la parole , ne la recouvra que lorsqu'il eut expulsé vingt-six vers dans l'espace de vingt jours.

M. Barre cite dans sa thèse le fait suivant :

« Un homme de 50 ans, atteint d'une véritable »diathèse mucoso-vermineuse, n'est souvent averti de »la présence des ascarides dans le rectum que par une »dyspnée très-fatigante. Quelques grains de calomel » expulsent ces ascarides, et font disparaître comme par »enchantement des accidents qui effrayaient beaucoup »ce jeune homme, avant que leur caractère sympathique »n'eût été reconnu. »

Le professeur Lordat raconte, dans ses *Leçons orales* : « Chez une dame de Montpellier, un cancer »ulcéré du col de la matrice ne détermina jamais la plus »légère douleur dans cet organe, bien que l'estomac, »dont l'autopsie démontra l'intégrité parfaite, eût été »pendant plusieurs années le siége des accidents les »plus graves et les plus variés. »

Est-ce bien sérieusemeut ou sous l'influence d'une hallucination que Hahnemann a pu écrire que la guérison de l'état morbide était une conséquence forcée de l'extinction des symptômes ?

Dans l'apyrexie des fièvres intermittentes, dans l'intervalle de deux accès d'épilepsie, il n'existe aucun symptôme perceptible. Peut-on soutenir que le changement morbide qui s'était opéré dans l'intérieur du corps ait été anéanti?

Les affections héréditaires, celles qui reconnaissent la présence, l'inoculation d'un virus, nous offrent d'autres rapports entre l'état et l'acte morbides.

La goutte, la syphilis, la phthisie pulmonaire ont le triste privilége de se transmettre par l'hérédité : or, l'expérience démontre qu'elles peuvent franchir une génération et passer du grand-père au petit-fils.

Est-ce que l'affection n'existait pas chez le fils, bien qu'à l'état latent?

M. Duperthuis a publié, dans *la Lancette française,* l'observation d'un malade qui ne fut atteint d'hydrophobie qu'un an après avoir été mordu par un animal enragé.

Veut-on un fait plus remarquable encore?

Fabrice de Hilden parle d'une dame chez laquelle les premiers symptômes de la rage ne se manifestèrent que plusieurs années après l'accident primitif, se dissipèrent bientôt et revinrent ainsi pendant trente ans tous les sept ans.

Nous pouvons donc conclure :

Qu'il n'existe pas entre l'état et l'acte morbides une corrélation tellement intime, des rapports si absolus, qu'ils s'identifient l'un dans l'autre ; que les symptômes,

loin d'être toujours la traduction fidèle , complète,
nécessaire de la lésion vitale, n'en sont souvent qu'une
manifestation trompeuse, toujours contingente;

Que ces rapports sont singulièrement modifiés par
l'idiosyncrasie , l'âge , le sexe, le tempérament , les
diathèses préexistantes, les constitutions médicales, le
génie épidémique, le το θειον d'Hippocrate.

Que devient, dès-lors, la doctrine de Hahnemann,
fondée qu'elle est sur une confusion aussi déplorable?
Cette médecine symptomatique , qu'il nous offre comme
un modèle en théorie, si sûre dans la pratique, n'est-
elle pas, au contraire, la plus anti-philosophique et la
plus incertaine, disons le mot, la plus fatale?

Pour être conséquent avec ses principes , Hahnemann
devait traiter à peu près par la même méthode la
pneumonie franche et la fluxion de poitrine adynamique,
la gangrène par excès de vitalité et le sphacèle des
vieillards, la dyssenterie inflammatoire et la dyssenterie
putride, la tumeur blanche rhumatismale et la tumeur
blanche scrofuleuse.

Bien plus, dans l'imminence d'un accès pernicieux et
en l'absence des symptômes actuellement existants,
il devait rester inactif et attendre avec philosophie
qu'un nouvel accès ne compromît, trop souvent hélas!
l'existence de son malade.

Un individu est mordu par un chien enragé. Un chirurgien arrive, il propose la cautérisation immédiate. attendez, répondrait Hahnemann, que les symptômes éclatent; vous poursuivez une chimère en voulant détruire le virus et arrêter le développement de l'affection.

Et dire qu'il y a des hommes intelligents, consciéncieux, qui se disent les sectateurs de Hahnemann, qui consument au service d'une pareille doctrine leurs veilles incessantes! Oh! vraiment, c'est à douter de la raison humaine, de l'intelligence, du sens moral.

Heureusement que du sein même de l'École homœopathique s'élèvent d'énergiques protestations. Écoutons le docteur Arnaud [1] :

« La nouvelle École a nié qu'il existât des maladies, »c'est-à-dire des états morbides se reproduisant sous des »formes semblables susceptibles d'être reconnues et »nommées; elle n'a voulu voir que des phénomènes »morbides isolés, sans connexion, sans dépendance; »elle a voulu instaurer la pitoyable médecine des symp- »tômes, pénible enfance de l'art, achoppement de son »progrès, vraie marche à rebours : c'était abolir la syn- »thèse, rendre la pathologie boiteuse en la privant d'un »de ses moyens d'investigation. En se bornant à décom-

[1] Bulletin de médecine homœopathique, 1845.

»poser un état morbide en un tableau de symptômes
»confus, en s'interdisant de s'élever à l'idée d'ensemble
»par le groupement méthodique des symptômes qui en
»sont l'expression ordinaire, on faisait de la pratique
»médicale bien moins qu'une science; elle devenait une
»chose anormale comme il n'en existe pas, sans tradi-
»tion, sans antécédents, sans conséquence. La pratique
»la plus longue, la plus heureuse, était perdue, ne
»laissait pas de traces. A la fin comme au début de
»la carrière médicale, il n'était qu'une chose à faire, à
»conseiller : comparer des symptômes de maladies à des
»symptômes de médicaments. Exemple Hahnemann.
»Aussi, engagé dans cet impasse, le maître n'hésitait
»pas, au besoin, à déclarer les connaissances médicales
»un fâcheux antécédent pour l'étude et la pratique de
»l'homœopathie; il accordait volontiers ses faveurs, ses
»encouragements à quiconque pouvait se dire étranger
»à toute notion physiologique et pathologique. »

M. Arnaud est un enfant terrible; son mémoire n'est
point un aiguillon qui irrite, c'est une massue qui
assomme ses amis et qui fait regretter aux médecins
allopathes que tant de talent soit perdu pour la science.
Que diable allait-il faire dans cette galère?

Hahnemann n'est pas plus heureux dans l'étiologie
de nos affections; il admet que la plupart d'entre elles

sont produites par des agents immatériels. Sur quoi se fonde-t-il?

« Sur des faits plus que douteux et qui, loin de »prouver ce qu'on en prétend déduire, témoignent »uniquement de l'imperfection de nos sens et de nos »moyens artificiels d'investigation...» « Qui a vu », dit Hahnemann, « qui a palpé le virus syphilitique, le »miasme paludéen, &c.? Personne, assurément. Mais »qui voit par un ciel pur la vapeur d'eau dont est »formée une grande partie de l'atmosphère?

»Qui se doutait, avant Lavoisier, que l'air fût pesant?

»Qui eût soupçonné, avant les expériences si »concluantes des chimistes modernes, que des »particules de cuivre, de fer, de soufre, de phosphore »flottaient sans cesse, bien qu'invisibles, impalpables, »impondérables, dans cet air que nous respirons?....

»Comment admettre, avec Hahnemann, qu'une »substance étrangère, même la plus douce, ne puisse »pénétrer dans les vaisseaux sanguins sans en être »immédiatement expulsée par la suppuration ou la »gangrène sous peine de déterminer la mort, lorsque »nous voyons la matière colorante de la garance pénétrer »si bien dans les tissus des animaux qu'on nourrit de »cette racine, qu'on peut en suivre les traces jusque »dans leurs os qu'elle colore en rouge? Mais ce n'est

»rien encore. Qui ignore aujourd'hui que, dans une
»foule d'empoisonnements par l'acide arsénieux , on ait,
»à l'aide de l'appareil de Marsh, retrouvé la matière
»arsenicale non-seulement dans le tube digestif, le foie,
»la rate, la vessie, mais encore dans le sang et dans
»le tissu musculaire? Le poison, en pareil cas, avait
»donc parcouru toutes les ramifications de l'appareil
»vasculaire, sans occasionner ni suppuration, ni gan-
»grène, ni même toujours une mort immédiate. »

Et c'est un disciple de Hahnemann qui parle : c'est
M. Teste, dans son ouvrage intitulé : *Systématisation
pratique de la médecine homœopathique*.

D'après Hahnemann , la somme des symptômes
observés dans chaque cas individuel serait la seule
source d'indication du remède à choisir. C'est encore
une erreur. Que la somme des symptômes caractérise
la maladie, rien de plus incontestable ; le symptôme
suit la maladie comme l'ombre suit le corps : *Sicut
umbra sequitur corpus* (Galien). Mais ce n'est pas de
leur ensemble que découle l'indication thérapeutique; il
faut savoir distinguer, dans une maladie, les symptômes
essentiels des symptômes secondaires , concomitants,
transitoires ou accidentels. Souvent, la circonstance,
la plus légère en apparence, nous révèle à elle seule
la nature de la maladie et l'indication à remplir. On

observe surtout ces faits dans les fièvres intermittentes
larvées.

Un douanier vient nous consulter pour une ophthalmie très-violente accompagnée de douleurs de tête
insupportables, de congestion cérébrale, de vomissements rebelles....

Le lendemain tous ces symptômes avaient disparu;
mais le surlendemain, à la même heure, ils reparais-
saient avec une nouvelle intensité.

Si, dans cet état complexe, nous avions recherché
l'indication du remède dans la totalité des symptômes,
il nous aurait fallu instituer un traitement qui
s'adressât à la fois à la gastricité, à l'ophthalmie, à la
congestion cérébrale.

Mais, en décomposant la maladie en ses éléments
constitutifs, en les classant selon leur degré de prédominance, nous élevant par eux à la notion de cause
ou de l'état affectif, tenant compte des circonstances
locales au milieu desquelles la maladie s'était déve-
loppée, il nous fut facile de conclure que la source de
l'indication découlait toute entière du génie intermit-
tent; que les vomissements, l'ophthalmie, les symptômes cérébraux en étaient la traduction incomplète;
que les vomissements étaient sympathiques de la
congestion cérébrale. Nous prescrivîmes une forte dose

de quinquina, et le succès le plus complet justifia le diagnostic.

Cet exemple nous prouve donc l'indispensable nécessité de l'analyse des symptômes pour arriver à la formation des signes qui seuls nous fournissent des indications positives.

En confondant le signe avec les symptômes, Hahnemann est tombé dans une étrange erreur. « Les symp-»tômes sont la base, les éléments des signes, et sous »ce rapport ne sauraient être négligés. Mais ils ne »méritent ce degré d'importance qu'autant qu'ils nous »mènent à la connaissance des signes, connaissance »qui constitue en quelque sorte toute la médecine »clinique [1] »

« *Tanta est signorum necessitas*, a dit Fernel, *ut* »*his sublatis fundamenta medicinæ corruant.* »

Mais encore ici Hahnemann a sacrifié aux exigences de son système. Les symptômes, par leur nature même, tombent sous les sens ; ils sont, pour ainsi dire, du domaine public, tandis que la connaissance des signes est le produit de la pensée, du raisonnement dirigé sur ces mêmes symptômes ; elle nécessite des notions médicales très-approfondies. Or, de l'aveu de M. Arnaud, le maître accordait volontiers ses encou-

[1] Double, *Séméiologie générale.*

ragements à qui pouvait se dire étranger à toute notion physiologique et pathologique.

Le caractère de la doctrine de Hahnemann , au point de vue de la pathologie, est d'être essentiellement symptomatique : c'est là son erreur, mais son erreur volontaire. Devons-nous en conclure qu'il faut bannir la considération des symptômes ?

« La considération des symptômes éclaire toujours, »à un degré quelconque, le diagnostic des affections. »Combien de fois un groupe de symptômes, marqué, »pour ainsi dire, au coin de l'affection régnante, l'accom- »pagne et la décèle malgré la variété de ses aspects, »la multitude de ses déguisements !

» Sydenham a saisi cette uniformité symptomatique »dans toutes les maladies de la constitution des années »1667-1669. Quelle importance n'acquiert pas alors »l'étude des symptômes ! » (Fuster.)

La médecine symptomatique trouve , dans d'autres circonstances , d'utiles applications. Ainsi , lorsque la nature de l'affection nous échappe, en combattant, mais avec prudence , chacun de ces symptômes , suivant leur degré de prédominance , on vient en aide à la puissance médicatrice , et souvent la santé se rétablit, sans que nous puissions nous rendre bien compte de la filiation des phénomènes.

D'autres fois l'importance ou l'exagération de tel ou tel symptôme compromet l'existence ; le symptôme puise alors dans la gravité des cas une valeur très-grande ; il devient la source d'une indication majeure qu'il faut remplir, en attendant de pouvoir combattre l'affection qui lui donne naissance. Ainsi, la douleur exagérée qui use si rapidement les forces ; ainsi, l'hémorrhagie pulmonaire, les congestions cérébrales qui étouffent l'action des centres nerveux, réclament une attention toute particulière, quelle que soit la nature de l'affection. Mais ces cas sont exceptionnels et ne peuvent légitimement servir de base à une doctrine médicale. Hahnemann a si bien compris l'impuissance de la symptomatologie exclusive, que, dans sa théorie des maladies chroniques, lui qui s'est élevé avec tant de force contre les allopathes sans cesse à la poursuite des causes premières, qui leur reproche avec tant d'injustice de dédaigner les indications fournies par l'ensemble des symptômes pour s'adresser à une cause inconnue dans son essence intangible, immatérielle, tombe dans la plus grossière des contradictions.

Désormais il n'est plus question de symptômes. Toutes nos maladies chroniques résultent de trois miasmes : la Psore, la Syphilis, la Sycose.

Il s'amuse aussi à chercher des choses cachées dans
l'intérieur de l'organisme.

Du moins, de son propre aveu, les allopathes
s'efforcent d'arriver à la notion de la cause, en
comparant « d'un côté, l'état normal des parties
»internes du corps humain après la mort avec les
»altérations visibles que ces parties présentent chez
» les sujets morts de maladie; de l'autre, les fonctions
»du corps vivant avec les altérations infinies qu'elles
» subissent dans les innombrables états morbides, et ils
»tiraient des conclusions par rapport à la manière
»invisible dont les changements s'effectuent dans
»l'intérieur de l'homme malade. » (Hahnemann.)

On pouvait, sans doute, se tromper en faisant de
cette cause première essentielle un objet de guérison;
mais du moins, dans cet effort de l'esprit humain à
élargir sa sphère, dans ces tentatives pour déchirer le
voile qui nous dérobera toujours les mystères de la vie,
il y avait une tendance noble et grande, digne de
l'homme. Il légitimait du moins ces efforts titaniques, en
faisant appel à toutes les données positives de la science,
à l'anatomie normale, à l'anatomie pathologique, à la
physiologie, à la séméiotique.

Hahnemann a-t-il suivi la même méthode? Par quelle
série d'inductions a-t-il pu conclure que la Psore, la

Syphilis, la Sycose étaient les seules sources de nos maladies chroniques ? La Psore, à elle seule, en produirait les sept huitièmes. Avant, c'était l'usage du café qui avait ouvert la fatale boîte de Pandore. Rien n'est curieux comme la lecture de son mémoire sur l'usage de cette boisson si généralement répandue ; aujourd'hui le vent a tourné, et, d'après Hahnemann, « la faiblesse » nerveuse, l'hystérie, l'hypochondrie, la manie, la » mélancolie, la démence, la fureur, l'épilepsie et les » spasmes de toute espèce, le rachitisme, la scoliose, » la cyphose, la carie, le cancer, le fongus hématodès, » les tissus accidentels, la goutte, les hémorrhoïdes, la » jaunisse, la cyanose, l'hydropisie, l'aménorrhée, la » gastrorrhagie, l'épistaxis, l'hémoptysie, l'hématurie, » l'asthme, la métrorrhagie et la suppuration des » poumons, l'impuissance et la stérilité, la migraine, la » surdité, la cataracte, l'amaurose, la gravelle, la » paralysie, l'abolition d'un sens, les douleurs de » toute espèce reconnaissent pour seules vraies causes » fondamentales et productives le miasme psorique, » c'est-à-dire la gale. »

Et, dans une note, Hahnemann ajoute « qu'il lui » a fallu douze années de recherches pour trouver la » source de ce nombre incroyable d'affections chroniques » et découvrir cette grande vérité. »

Douze années seulement ! Mais la vie d'un homme, de dix hommes sains d'esprit et de corps , d'esprit surtout, ne suffirait pour une pareille découverte !

Et cette pasquinade, ce conte des *Mille et une nuits* n'a pas provoqué un immense éclat de rire !

Croirait-on qu'il existe des hommes qui ont pris au sérieux cette burlesque étiologie , qui s'en font encore les défenseurs!

Heureusement que tous les·homœopathes modernes n'ont pas une foi si robuste.

« Nous ne reconnaissons pas de dictateur » , s'écrie fièrement M. Roth, un des apôtres du nouvel évangile ; « dans l'état actuel de nos convictions, nous ne pouvons »souscrire à la théorie de Hahnemann , puisqu'elle »repose sur des hypothèses sans preuves. »

« Vous ne croyez pas à la théorie de la psore, nous »n'y croyons pas plus que vous », dit quelque part M. Simon , dont les leçons orales ont eu tant de »retentissement et qui ont si largement contribué à la »propagation de la doctrine homœopathique. »

« Que parlez-vous de la nature miasmatique de la »généralité des maladies chroniques, lorsque tous les »jours s'offre à votre observation une masse désolante »d'affections de toute nature et d'origine incontestable ! »Mais la misère, les privations, la malpropreté, les

»veilles, les fatigues, les peines morales, le défaut
»d'air et de soleil, l'insalubrité des professions, &c.,
»n'est-ce pas la pépinière féconde des maladies, la faux
»qui moissonne largement les flots pressés des popu-
»lations dans nos villes malsaines et nos sociétés sans
»sagesse et sans charité. » (Arnaud.)

Les homœopathes adversaires de M. Arnaud ont
cru lui répondre en lui prouvant qu'il existe des
affections qui ont le triste privilége de se transmettre
par l'hérédité. Qui l'a jamais contesté? Mais comment
s'opère cette transmission? Quelle est l'essence, la
cause première de cette perversion du principe vital, se
perpétuant à travers les âges et dans la série des
générations? Une pareille difficulté ne saurait arrêter le
génie de Hahnemann. C'est le miasme psorique.

Mais où en sont les preuves? Suffit-il, pour établir
des rapports de causalité, de constater la préexistence
de la gale à telle ou telle affection chronique?

Il resterait toujours à prouver que cette préexistence
n'est pas une circonstance fortuite, surtout lorsqu'il
est démontré que beaucoup de malades n'ont jamais
été atteints de miasme psorique. « N'importe, répond
M. Chargé, remontez le cours des générations. » Or,
avec cette faculté élastique de l'hérédité de la diathèse
psorique, on pourra la constater dans la presque

universalité des cas ; mais alors, que devient la valeur d'une étiologie applicable à tous, et que prouvera-t-elle pour chacun en particulier ?

Toutes les métamorphoses de la gale, dit Hahnemann, s'expliquent parfaitement « par le passage de cet ancien »miasme à travers des milliers d'organismes humains »et le développement extraordinaire qu'il a dû acquérir »par là. » (*Organon.*)

Toujours des hypothèses et en contradiction formelle avec les faits ! L'expérience démontre que les virus, les vices héréditaires perdent de leur énergie dans la chaîne des générations et par le fait de leurs transformations successives. Qui reconnaîtrait aujourd'hui la syphilis à la lecture des descriptions que nous en ont laissées les auteurs du XVIe siècle?

Que sont devenues ces épidémies de variole qui moissonnaient le tiers des populations?

La lèpre des anciens Juifs, la retrouvons-nous, avec ses effrayants symptômes, dans l'éléphanthiasis des Arabes, &c., &c.? Seul, le virus psorique ferait exception, et, primitivement représenté par une éruption insignifiante au fond, il produirait aujourd'hui le cancer, la phthisie, la démence, l'abolition des sens, &c., &c., c'est-à-dire la grande famille des affections incurables.

Et d'abord, dans l'état actuel de la science, est-il

généralement admis que la gale soit une maladie
virulente, susceptible de se transmettre sous des formes
diverses par la génération? Peut-elle donner lieu, par
ses transformations, à cette effrayante cohorte d'états
morbides, sombres satellites gravitant autour d'un
acarus? N'est-elle pas plutôt une maladie accidentelle
produite par un insecte qu'il suffit de tuer pour obtenir
une guérison radicale? Les prétendues rétrocessions ne
s'expliquent-elles pas par la sympathie qui existe entre la
peau et les viscères? La syphilis donne naissance à des
maladies chroniques dont les formes s'éloignent de la
manifestation primitive; mais toutes, quels qu'en soient
les symptômes, sont justiciables du traitement spécifique.
Or, qu'un disciple de Hahnemann guérisse, par le soufre
ou tout autre remède, la phthisie, le cancer, l'épilepsie,
la goutte, la démence, &c., &c., et nous admettrons
leur nature psorique.

Naturam morborum demonstrat curatio.

Au reste, pourquoi attacher tant d'importance à cette
théorie?

Si l'ensemble des symptômes suffit pour déduire les
indications thérapeutiques, la notion de la cause est
parfaitement inutile; dans le cas contraire, les symptômes seuls sont insuffisants.

Et voilà cependant la doctrine que Hahnemann prétend élever sur les ruines de l'Hippocratisme !

Malheur à qui fermera les yeux à cet éclatant soleil qui doit illuminer le monde des intelligences ! Anathème de par Hahnemann !

« Avant l'homœopathie , les médecins étaient fort »à plaindre; mais depuis que cette médecine s'est fait »connaître dans toute l'Europe par des actes surpre- »nants, ceux qui la rejettent et la persécutent ne sont »plus à plaindre : leur persistance à suivre la méthode »homicide des anciens les rend un objet de mépris »et d'horreur. L'impartiale histoire flétrira leurs noms »pour avoir dédaigné les secours qu'ils auraient pu »donner à des malades dignes de compassion , s'ils »n'avaient pas méchamment fermé leurs yeux et leurs »oreilles à la grande et salutaire vérité [1]. »

« Non » , répond le professeur Requin , « non »Hahnemann, vous avez beau dire, ce n'est pas nous »que l'impartiale histoire flétrira, mais c'est vous-même; »vous dont le nom ne figurera même pas à côté des »Paracelse et des Van - Helmont, qui , malgré leurs »excentricités, leurs hérésies, leur charlatannerie, n'en »ont pas moins rendu de réels services à l'art, mais à

---

[1] *Allopathie ,* par Hahnemann, 1834.

»côté des hommes tels que Cagliostro, le comte de
»Saint-Germain et autres soi-disants thaumaturges, qui
»n'ont été que d'habiles dupeurs, de hardis exploiteurs
»de la crédulité humaine. »

Récriminations superflues! Hahnemann est mort,
sachons nous incliner devant une tombe. La postérité
jugera l'homme et lui pardonnera peut-être l'amertume
de ses écrits, en considération de ses souffrances morales
et des sacrifices qu'il a su faire à ses convictions.

CHAPITRE TROISIÈME.

EXAMEN DE LA DOCTRINE HAHNEMANNIENNE AU POINT DE VUE
THÉRAPEUTIQUE.

Dans les deux chapitres précédents, Hahnemann a posé ses jalons, l'ultra-vitaliste a dénié à la nature sa puissance médicatrice ; le pathologiste transcendant n'a rien vu au-dessus des symptômes, ni recherché en dehors d'eux les sources d'indications rationnelles.

Dans cette troisième partie, il entre franchement dans son rôle de réformateur. Après avoir flagellé avec beaucoup d'esprit l'indigeste pharmacopée des anciens [1], il s'efforce de poser la thérapeutique sur de nouvelles bases : c'est le but de tous ses travaux, la source de toutes ses erreurs.

S'il rejette l'autocratie de la nature, c'est pour y substituer l'action morbifuge du médicament.

Si sa médecine est symptomatique, c'est dans le but d'expliquer cette action.

Pour Hahnemann, la maladie (lisez l'affection) consiste dans l'ensemble des symptômes. « Cette idée » le poursuit, il y revient sans cesse ; elle est un des

---

[1] *Voir* son opuscule sur les formules en médecine.

»pivots de sa pensée. Hahnemann se bat les flancs
»pour s'en persuader; mais, une fois qu'il la croit
»assurée, sa confiance n'a plus de bornes. S'il attache
»tant d'importance à cette proposition, c'est qu'elle
»lui est indispensable pour expliquer l'action des
»médicaments. En effet, il n'a pas plutôt dit : La
»maladie consiste dans l'ensemble des symptômes,
»qu'il ajoute : La vertu du médicament consiste dans
»l'ensemble des symptômes de la maladie artificielle
»qu'il produit. En logique, cela n'est pas trop mal-
»adroit; mais, en médecine, rien n'est plus pitoyable. »
(Pidoux.)

Pour prouver la justesse de ce jugement, il suffit
de citer quelques propositions de Hahnemann.

Partant de ce fait « que les médicaments ne pour-
»raient guérir les maladies s'ils n'avaient la faculté de
»changer l'état général de l'homme », il conclut que
« c'est uniquement sur cette faculté que reposent leurs
»vertus curatrices. »

« Les seuls efforts de l'intelligence ne pouvant
»dévoiler cette faculté cachée dans l'essence intime
»des médicaments, ce n'est que par l'expérience, par
»l'observation des effets qu'elle produit en influant
»sur l'état général de l'économie, qu'on parvient à la
»connaître, à s'en faire une idée claire. »

D'un autre côté, la difficulté de démêler les symptômes morbides naturels des phénomènes produits par
les médicaments, de distinguer ce qui est dû à la
maladie ou à l'art, a fait choisir l'homme sain comme
théâtre des expériences, et Hahnemann conclut que
« les médicaments n'agissent comme remèdes que par
» la propriété qu'ils ont de produire sur l'homme sain
» des symptômes morbides », ou, pour s'expliquer plus
clairement, « qu'en excitant une certaine maladie
» artificielle qui détruit les symptômes déjà existants,
» c'est-à-dire la maladie naturelle. Il s'ensuit aussi
» que, pour anéantir la totalité des symptômes d'une
» maladie, il faut chercher un médicament qui ait de
» la tendance à produire des symptômes semblables ou
» contraires.

» Or, toutes les expériences pures, tous les essais
» faits avec soin nous apprennent que des symptômes
» morbides continus, loin de pouvoir être effacés ou
» anéantis par des symptômes médicinaux opposés,
» reparaissent plus intenses...., après avoir semblé
» pendant un certain temps se calmer.

» Il ne reste donc d'autre manière d'employer avec
» avantage les médicaments que de recourir à la mé-
» thode homœopathique, dans laquelle on cherche,
» pour le diriger contre l'universalité des symptômes du

» cas morbide individuel, celui d'entre tous les médi-
» caments dont on connaît bien la manière d'agir à
» l'état de santé, qui possède la faculté de produire la
» maladie artificielle la plus ressemblante à la maladie
» naturelle qu'on a sous les yeux.

» Mais le seul, l'infaillible oracle de l'art de guérir,
» l'expérience pure nous apprend dans tous les essais
» faits avec soin qu'en effet, le médicament, qui, en
» agissant sur des hommes bien portants, a pu produire
» le plus de symptômes semblables à ceux de la ma-
» ladie dont on se propose le traitement, possède
» réellement aussi, lorsqu'on l'emploie à des doses
» suffisamment atténuées, la faculté de détruire d'une
» manière prompte, radicale et durable, l'universalité
» des symptômes de ce cas morbide, c'est-à-dire la
» maladie présente toute entière.......

» Ce phénomène repose sur la loi naturelle de
» l'homœopathie.... savoir : qu'une affection dynami-
» que dans l'organisme vivant est éteinte d'une manière
» durable par une plus forte, lorsque celle-ci, sans
» être de la même espèce qu'elle, lui ressemble beau-
» coup quant à la manière dont elle se manifeste.

» ...... D'où il suit que la maladie ne peut être
» guérie et anéantie d'une manière certaine, radicale,
» rapide et durable, qu'au moyen d'un médicament

» capable de provoquer l'ensemble de symptômes les
» plus semblables à la totalité des siens, et doué en
» même temps d'une énergie supérieure à celle qu'elle
» possède..... Cédant alors à l'impulsion de l'instinct,
» la force vitale, qui n'est plus malade que de l'affection
» médicinale, mais qui l'est un peu plus qu'auparavant,
» se trouve obligée de déployer davantage d'énergie
» contre cette nouvelle maladie ; mais, l'action de la
» puissance médicinale ayant peu de durée, elle ne
» tarde pas à en triompher, de sorte que, comme
» elle avait été débarrassée en premier lieu de la
» maladie naturelle, elle est maintenant aussi délivrée
» de la maladie médicinale artificielle substituée à
» celle-là.

» Il résulte de toutes les observations que l'orga-
» nisme humain a beaucoup plus de propension à se
» laisser désaccorder par les puissances médicinales que
» par les influences morbifiques et les miasmes conta-
» gieux ; ou, ce qui revient au même, que les in-
» fluences morbifiques n'ont qu'un pouvoir subordonné
» et souvent même très-conditionnel, tandis que les
» puissances médicinales en ont un absolu direct et
» infiniment supérieur [1]. »

[1] Hahnemann, *Organon*.

Grâce à l'Homœopathie, dit M. Teste, la matière médicale est sortie des erreurs du passé :

« Idée nette du médicament constamment chez
» l'homme sain principe d'une maladie ;

» Raison flagrante, incontestable, de sa virtualité
» dans les maladies ;

» Détermination, par conséquent, d'un rapport fixe,
» immuable, entre les médications et les médicaments :

» Voilà ce que l'on doit à Hahnemann, voilà ce que
» les systèmes n'ébranleront jamais ; voilà, en un mot,
» ce qui est définitivement acquis à la science. »

Avant de discuter les principes de Hahnemann et les conclusions un peu tranchantes de M. Teste, qu'il nous soit permis de jeter un regard rétrospectif.

Lorsque Stahl voulut jeter les fondements de sa nouvelle thérapeutique, il s'appuya sur la santé ; il posa la force vitale saine au-dessus de la force vitale déviée. La santé, en effet, est le type ; la maladie n'en est que, par la perversion, un état accidentel passager, et contre lequel la force autocratique est toute-puissante. Dans ce système, le point d'appui est la santé ; la guérison est le but.

Hahnemann trouve la nature admirable dans la santé, mais grossière et dangereuse dans les maladies ; ce qui prouve qu'à ses yeux la santé est l'ordre, le

bien parfait, et la maladie un désordre et un mal absolu,
et que, par conséquent, la santé et la maladie n'ont
aucun rapport. Pour lui, la maladie n'est pas une
simple perversion qui a ses éléments, sa source dans
l'essence même de notre organisme, mais bien un être
indépendant, un parasite se substituant à la santé, sans
relations par conséquent avec elle. Il est, dès-lors,
obligé de sortir de l'organisme, de prendre pour point
de départ la maladie considérée comme mal absolu,
et pour point d'appui le médicament considéré comme
force morbifuge absolue.

Stahl, attribuant à l'âme intelligente toutes les opérations de notre organisme, devait arriver à l'expectation.

Pour Hahnemann, le Principe Vital, ce souffle de
Dieu qui d'un peu de terre fait un être vivant, cette
force créatrice qui préside aux actes nutritifs, qui
nous conserve, nous fait vivre et nous perpétue par
la génération, n'est plus dans les actes morbides que
la grossière, l'inintelligente, l'automatique nature.
Hahnemann devait donc arriver à une médecine turbu-
lente.

« Qui ne reconnaît à ce caractère la médecine des
» empiriques, des spécificistes, des thaumaturges, des
» charlatans? Déclamer contre la nature, empoisonner

» la maladie comme un être malfaisant distinct de l'or-
» ganisme, ne compter que sur le médicament, jamais
» sur la force médicatrice, et se mettre systématique-
» ment à sa place, vouloir tout faire dans l'économie,
» même la santé, c'est bien l'esprit de cette race de
» guérisseurs : Hahnemann en fait partie, car il a
» toutes ces prétentions.......

» Il veut tuer la maladie symptôme par symptôme,
» conséquent en cela avec son principe, qui ne recon-
» naît rien de bon dans la nature malade ; mais l'ex-
» centricité de son imagination médicale et les exi-
» gences de son dynamisme ont heureusement redressé
» le vice dangereux du spécifisme absolu qu'il proclame,
» et le résultat de cette nouvelle contradiction du ré-
» formateur n'a été peut-être que le laisser-faire le plus
» illimité accordé à la nature, pourtant si réprouvée.
» On se demande partout si ce n'est pas l'expectation
» de Stahl avec la grandeur de moins et une infinie
» mystification de plus. » (Pidoux.)

Pour justifier ses idées sur le mode d'action des
médicaments considérés en eux-mêmes et dans leurs
rapports avec les maladies, Hahnemann est entraîné à
confondre, du moins en pratique, l'acte et l'état morbides, à proclamer la médecine des symptômes, à
rejeter le diagnostic, la physiologie, l'anatomie nor-

male et pathologique, la séméïologie, les sciences accessoires, et il n'hésite pas.

Mais enfin cette idée nouvelle du médicament, exaltée avec tant d'enthousiasme, examinons-la froidement, et nous demanderons ensuite à **M.** Teste lui-même des arguments irréfutables.

D'après Hahnemann, le caractère essentiel du médicament est de posséder une propriété morbifique particulière, de faire naître une maladie artificielle, &c.

Cette proposition est par trop absolue, et son premier défaut est de confondre les poisons et le médicament. Sans doute, c'est parmi les premiers que la matière médicale puise ses agents les plus actifs ; mais elle renferme aussi une foule d'autres substances véritablement médicamenteuses, qui, administrées à l'état de santé, n'ont pas d'action pathogénétique.

Un individu tombe en syncope, vous lui prescrivez quelques gouttes d'éther dans une infusion théiforme, et immédiatement les fonctions se rétablissent. Est-ce que l'éther, les anti-spasmodiques diffusibles ne sont pas des médicaments, parce que, à doses égales sur un homme en santé, ils donnent tout au plus naissance à une surexcitation passagère des fonctions physiologiques? Et cette surexcitation plus agréable que fâcheuse, l'appellerez-vous maladie?

Les toniques reconstituants, les analeptiques ne sont pas non plus des médicaments, puisqu'ils ne déterminent sur l'homme sain aucun acte morbide.

Le médicament n'est donc pas constamment chez l'homme sain principe d'une maladie, et c'est cependant sur cette erreur capitale que repose tout l'édifice homœopathique.

La loi thérapeutique de Hahnemann est la spécificité. Tous les médicaments sont les spécifiques des maladies constituées par un groupe de symptômes semblables à ceux que les médicaments produisent sur l'homme sain.

« On ne cherche pas des spécifiques », dit M. Pidoux, « on les trouve. »

« Pour moi », dit Sydenham, « qui depuis quelques » années ai cherché, avec des peines et des soins infinis, » des remèdes spécifiques, je n'ai pas eu le bonheur de » faire dans cette matière aucune découverte que je » puisse proposer au public avec quelque confiance. » Avec la méthode de Hahnemann, rien de plus facile.

Nous ne rapporterons pas les conseils qu'il donne pour l'expérimentation des médicaments, ce serait sortir du cadre que nous nous sommes imposé. Nous renvoyons les curieux à l'ouvrage même du réformateur, à son *Traité de matière médicale pure.* Dans

ce traité , ce chef-d'œuvre d'observation , de naïveté,
de patience, — ce prodigieux travail, — ce travail
cyclopéen, — herculéen , suivant les expressions de
M. Tessier, et qui est à nos yeux le monument le
plus colossal de la folie humaine , Hahnemann étudie
sur lui-même l'action des médicaments à des doses
infinitésimales ; il constitue le tableau pathogénétique
de chaque substance par le groupement des symptômes
observés. Et quels symptômes ! Qu'on nous permette
d'en citer un spécimen :

L'arsenic lui donna une mélancolie religieuse, la
phthisie, un ulcère cancéreux.

La scille lui fit venir la gangrène froide (sympt. 156),
des squirrhes (sympt. 157).

La belladone lui donna une propension à se luxer
les doigts (sympt. 962); il se donnait des coups de
poing dans le visage (sympt. 1413); il mordait ceux
qui l'approchaient (sympt. 1424); il se jetait à l'eau
(sympt. 1440).

L'ellébore blanc lui fit avaler ses propres excréments
(sympt. 373).

La noix vomique lui fit froncer les sourcils et croiser
les bras (sympt. 1279).

La camomille lui fit branler la tête en avant, en
arrière (sympt. 30).

Le mercure lui donnait grande envie , en se pro-
menant, de prendre les gens par le nez (sympt. 1262).
Après avoir pris de la belladone , il fait des gestes de
charlatan (sympt. 1369) ; il bat des mains par-dessus
la tête (sympt. 1375) ; il pousse des cris et des hur-
lements (sympt. 1406) ; il se déshabille , court en chemise dans les rues , faisant des gestes absurdes, dan-
sant , riant aux éclats (sympt. 1370) ; il déchire ses
vêtements (sympt. 1412) ; il prend les assistants aux
cheveux (sympt. 1421).

« Faire des gestes de charlatan », ajoute M. Manec
dans sa 9ᵉ lettre sur l'Homœopathie, « ne doit étonner
» personne de la part du chef de l'école ; battre des
» mains par-dessus la tête , pousser des cris , rire aux
» éclats en courant dans les rues , balancer la tête en
» polichinelle , déchirer ses vêtements , sont des symp-
» tômes drolatiques ; prendre les gens par le nez ou
» par les cheveux pourrait bien ne pas se trouver
» du goût de tout le monde , de même que courir en
» chemise dans les rues rendrait passible de la police
» correctionnelle. Tout cela n'est pas encore très-dan-
» gereux pour l'expérimenté ; mais il doit en être bien
» autrement de se jeter à l'eau en toute saison , de se
» donner des coups de poing dans la figure , et surtout
» de gagner la phthisie , la gangrène et le cancer. »

Mais alors même que ces tableaux fantastiques,
rêves d'une imagination malade, seraient fidèles ; alors
même que les médicaments produiraient sur l'homme
en santé ces symptômes bizarres, l'on ne saurait en
déduire la raison flagrante de leur virtualité dans les
maladies. En d'autres termes, si l'action des médicaments diffère à l'état de santé et à l'état de maladie ;
si la matière médicale pure est la pierre fondamentale
de l'Homœopathie, tout l'édifice laborieusement con-
struit s'écroule, et que reste-t-il de la doctrine ?

Or, le raisonnement et l'expérience réfutent l'hérésie
de Hahnemann.

Il est incontestable que, si les médicaments possè-
dent en puissance certaines propriétés morbigènes, ils
ne manifestent ces propriétés que par l'intermédiaire
de la Force Vitale ; ils agissent sur elle, l'excitent ou
la sidèrent, l'affaiblissent ou la soutiennent.

La santé, comme les maladies, sont des actes
vitaux ; les causes qui l'entretiennent ou qui les déter-
minent ne peuvent avoir que des effets contingents.
On ne comprend pas comment la santé *absolue* pourrait
subir des modifications ; si telle ou telle substance produit un effet déterminé, c'est parce que la santé n'est
que relative, et qu'elle renferme des prédispositions
morbides. A proprement parler, les causes externes de

nos maladies ne sont qu'occasionnelles ; la véritable cause prochaine est la prédisposition naturelle à tel ou tel état morbide. Cela est si vrai, que l'opium, par exemple, qui détermine le sommeil chez un individu, produit chez un autre l'excitation et l'insomnie. Les effets des médicaments dépendent donc de la manière de sentir du Principe Vital ; ces effets ne sauraient être que contingents.

L'impuissance intrinsèque des médicaments est si évidente, que dans les affections graves, alors que le système général des forces est profondément affecté, les substances les plus énergiques passent inaperçues et ne dévoilent pas même leurs propriétés physiologiques. Or, il n'est pas admissible que la Force Vitale, malade ou saine, sente au même degré et de la même manière; la manifestation de cette impression, c'est-à-dire les symptômes, doivent être différents. D'où l'on doit légitimement conclure que les médicaments n'agissent pas à l'état de santé comme à l'état de maladie.

Si, descendant des hautes régions de la philosophie médicale, on fait appel à l'expérience, on se sent bien fort contre Hahnemann.

Quel médecin n'a pas été conduit à prescrire des doses énormes de substances très-actives, sans observer des effets bien prononcés, alors qu'à l'état de santé, la dixième partie eût suffi pour déterminer des accidents fort graves?

Nous avons vu prescrire l'émétique, l'opium, le quinquina, le mercure à de très-fortes doses et avec une tolérance parfaite de la part de l'organisme. Croit-on que cette tolérance, si inexplicable en elle-même, se fût aussi bien établie chez des individus en santé?

Nous pourrions multiplier nos preuves; nous préférons citer l'opinion curieuse d'un des élèves de Hahnemann, de M. Teste, qui proclamait naguère si haut les services scientifiques rendus par son maître.

« Il est également constant pour tous les médecins » qui se sont livrés d'une manière un peu suivie à l'ex- » périmentation pure des médicaments (à doses infini- » tésimales), que non-seulement ceux-ci n'agissent pas » sur tous les sujets, ni exactement, ni de la même » manière, ni surtout avec la même intensité, mais » encore qu'il n'est pas rare de rencontrer des individus » complètement réfractaires, autant que l'on en peut » juger à l'action des médicaments. D'où nous sommes » forcés de conclure que l'influence des médicaments, » tout aussi bien que celle des causes morbifiques, ne » se fait sentir qu'à la condition expresse d'une sorte » de réceptivité particulière, ou, en d'autres termes, » d'une certaine aptitude à la subir. » Est-ce clair?

Ce n'est pas tout. Après avoir posé, en fait, qu'il n'est pas rare de rencontrer des individus complètement réfractaires, M. Teste ajoute :

« Ce qui n'empêche pas ces individus, lorsqu'ils » tombent malades, de devenir sensibles à l'action » médicamenteuse, au point d'être guéris par des » substances et à des doses dont ils n'eussent ressenti, » se portant bien, aucun effet appréciable. »

Idée nouvelle du médicament *constamment* chez l'homme sain principe d'une maladie ;

Raison flagrante, incontestable, de sa virtualité ;

Détermination, par conséquent, d'un rapport fixe, immuable, entre les médications et les médicaments :

Voilà, disait M. Teste, ce que l'on doit à Hahnemann ; et ce que les systèmes ne devaient jamais ébranler, il le sape, il le détruit. Tant il est vrai que l'erreur est impuissante à étouffer la vérité, que la raison finit toujours par avoir raison !

Mais si, de l'aveu de M. Teste, le médicament n'est pas constamment chez l'homme sain principe d'une maladie ; si ses effets physiologiques ne peuvent faire préjuger son action thérapeutique, que devient l'Homœopathie fondée sur l'expérience pure? Elle n'a plus de base ; sa prétendue certitude est un leurre ; la doctrine n'a plus sa raison d'être, et c'est M. Teste

qui lui donne le coup de grâce. Que la terre lui soit
légère !!!

Une observation bien remarquable, c'est que l'Homœopathie n'a pas trouvé, de son vivant, d'adversaires
plus sérieux que ses propres adeptes. Ses ennemis l'ont
ridiculisée ; ses partisans l'ont tuée. Ainsi, d'après
Hahnemann :

« L'influence morbide naturelle est contingente,
» subordonnée à la prédisposition ; tandis que les in-
» fluences médicamenteuses, comme causes de maladies
» artificielles, ont un pouvoir absolu, direct et infini-
» ment supérieur. »

M. Teste s'élève encore contre cette proposition.

« Tout ceci », dit-il, « comme il est facile de le
» reconnaître, procède beaucoup moins de l'observation
» que d'une idée préconçue. Hahnemann ayant imaginé
» que les médicaments opéraient la guérison des mala-
» dies, en substituant à ces dernières des maladies arti-
» ficielles, à la fois plus intenses et plus éphémères que
» ne l'étaient celles-là, se trouvait obligé d'admettre,
» pour justifier cette théorie, que les puissances
» médicinales étaient douées, comme il le dit, d'une
» activité bien supérieure à celle des agents morbides
» naturels. Mais, d'une part, cette prétendue substi-
» tution d'une maladie médicamenteuse à la maladie

» naturelle, ne soutient pas une minute d'examen,
» comme tout le monde le sait aujourd'hui ; et, d'autre
» part, l'expérience a depuis long-temps démenti les
» faits sur lesquels s'appuient les trois paragraphes de
» l'*Organon*.......

» Quant à cette prépondérance d'activité que Hahne-
» mann attribue aux médicaments sur les autres causes
» morbifiques, elle est assurément, de toutes ses asser-
» tions en faveur de la doctrine des substitutions, celle
» qui supporte le moins le double contrôle du raisonne-
» ment et de l'expérience. Quoi! de ce que Hahnemann
» a vu la belladone prévenir l'invasion de la scarlatine,
» il en conclut que la belladone agit sur l'organisme
» d'une façon ou plus certaine ou plus énergique que
» ne le fait le miasme scarlatineux ! Pour que des mé-
» dicaments, dit-il, puissent préserver d'une maladie
» épidémique, il faut que leur puissance de modifier
» la force vitale soit supérieure à la sienne. Et pas
» le moins du monde : le médicament et le miasme
» contagieux sont seulement deux principes qui se
» neutralisent réciproquement. »

Qui peut le plus peut le moins. Or, comment
comprendre que la Force Vitale brisée, anéantie,
presque éteinte par une influence morbide naturelle, va
développer une énergie plus grande, sortir victorieuse

d'une lutte contre un ennemi plus fort? Et, dans tous
les cas, la guérison s'opèrerait toujours par la Force
Vitale, et non par l'action morbifique directe absolue
du médicament.

Comment s'expliquer que Hahnemann n'ait pas saisi
tout le ridicule d'une pareille doctrine? Comment
concevoir surtout qu'elle ait eu ses adeptes, alors
qu'elle pouvait être, à chaque instant, démentie par
l'expérience? Vous voulez nous persuader qu'un centi-
millionième de grain de silex, de lycopode, de charbon végétal, de graphite, d'arsenic ou de cuivre,
produit dans l'économie un ensemble de symptômes
d'une intensité plus grande que celui qui résulte des
influences morbides naturelles! Eh bien! nous vous
mettons au défi, non pas avec un globule à la tren-
tième, centième, millième dynamisation, mais avec
toute votre pharmacie homœopathique, de produire
artificiellement un état qui se rapproche, même de
loin, du choléra asiatique, d'un accès pernicieux, du
cancer ou de la phthisie, et nous nous offrons sans
crainte comme sujet d'expérience.

Mais c'est trop s'occuper d'une théorie que personne
n'accepte plus, et que Hahnemann lui-même a été
obligé de répudier. Dans le quatrième volume de
ses *Maladies chroniques*, il en expose une autre,

qui n'est pas moins curieuse et que nous allons transcrire :

« Il est incontestable que la force vitale, sans le
»secours des véritables médicaments dont dispose l'art,
»ne peut surmonter même ces maladies légères et pas-
»sagères (quand elle ne succombe pas dans la lutte),
»et rétablir une espèce de santé sans le sacrifice d'une
»portion (souvent considérable) des parties liquides et
»solides de l'organisme, sacrifice déterminé par une
»prétendue crise, ainsi que je l'ai démontré ailleurs.
»Comment cela se fait-il ? Ce sera pour nous un éternel
»mystère ; mais ce qui est certain, c'est que la force
»véritable ne peut vaincre ces maladies, même direc-
»tement et sans de pareils sacrifices. Quant aux ma-
»ladies chroniques engendrées par des miasmes, il lui
»est impossible de les guérir seule, fût-ce au prix de
»semblables pertes, il lui est impossible de rendre
»véritablement la santé. Il n'est pas moins certain
»que, quand le secours de l'art véritable (l'homœo-
»pathie), dirigé par l'intelligence de l'homme, la met
»en état de dompter et de vaincre (guérir) l'ennemi
»qui l'attaque, que ce soit une maladie passagère ou
»une maladie chronique engendrée par miasmes, direc-
»tement et sans de pareils sacrifices, sans perte de
»substance, sans affaiblissement du principe vital, c'est

»toujours elle, c'est toujours la force vitale qui
»triomphe......

» C'est la force vitale, organique, de notre corps, qui
»guérit des maladies naturelles de toute espèce, même
»directement et sans de pareils sacrifices, dès l'instant
»que les médicaments convenables (homœopathiques)
»la mettent en état de triompher, ce qu'elle ne pour-
»rait assurément sans leur secours, sans leur assistance;
»car, prise seule, elle suffit seulement à entretenir la
»vie, tant que l'homme ne tombe pas malade sous
»l'action funeste d'une puissance morbifique. Seule,
»elle n'est pas assez forte pour lutter contre celle-ci;
»c'est à peine si elle résiste à force égale à l'attaque de
»l'ennemi, en donnant même de nombreux signes de
»souffrance (signes que nous appelons *symptômes de la*
»*maladie*).

» Avec ses seules forces, il lui serait impossible de
»vaincre une maladie chronique, de même qu'elle ne
»peut surmonter même une maladie passagère, sans
»une perte notable de parties de l'organisme, quand
»elle n'est pas soutenue intérieurement par l'appui
»d'une médication vraie, charge qui a été confiée à
»l'intelligence du médecin par le conservateur de la
»vie humaine. Je dis que c'est à peine si la force vitale
»se présente au combat contre la maladie avec des

»forces égales, et cependant il est impossible de vaincre
»un ennemi quelconque si on ne lui est supérieur en
»forces.

» Il n'y a que la médecine homœopathique qui puisse
»donner cette supériorité au principe vital attaqué par
»la maladie.

» Quant à lui-même, ce principe qui nous anime
»comme force vitale purement organique, destiné uni-
»quement à entretenir la santé dans son état normal,
»n'oppose à l'invasion du mal qu'une résistance faible,
»augmentant ensuite graduellement avec l'intensité de
»la maladie, égale seulement dans les cas les plus
»favorables, inégale toujours chez les malades débiles,
»souvent inefficace; il est incapable de lutter avec
» avantage, de triompher; il n'est pas appelé à cela,
» il n'est pas créé pour cela.

» Si nous, médecins, nous grossissons, pour ainsi
»dire, ne fût-ce que tant soit peu, les forces de la
»maladie, en présence de cette force vitale instinctive,
»au moyen de l'effet produit sur cette dernière par les
»médicaments homœopathiques; si nous grossissons de
»cette manière pour le sentiment du principe vital
»l'image de la maladie, au moyen de médicaments
»homœopathiques qui produisent en apparence une
»maladie semblable à la maladie primitive, nous obli-

«geons cette force vitale instinctive à déployer peu à
»peu son énergie, à la déployer de plus en plus,
»jusqu'à ce qu'enfin elle devienne beaucoup plus
»forte que la maladie primitive, jusqu'à ce qu'elle
»redevienne seule maîtresse dans l'organisme, jusqu'à
»ce qu'elle reprenne les rênes de la santé et qu'elle
»la dirige de nouveau.

» L'exacerbation apparente de la maladie, produite
»par les médicaments homœopathiques, disparaît cepen-
»dant d'elle-même, dès l'instant que, voyant la prédo-
»minance de la force vitale, c'est-à-dire la santé
»rétablie, nous cessons la médication.... »

La première théorie de Hahnemann est fondée sur
la méthode substitutive; il part de la maladie considérée comme mal absolu, et prend pour point d'appui
le médicament considéré comme force morbifuge
absolue : la guérison s'opère (il le croit du moins)
directement, sans l'intermédiaire de la force vitale.

Dans sa nouvelle doctrine, le point de départ est
le même, mais le médicament n'agit plus directement;
c'est la Force Vitale qui guérit, à la condition toutefois d'être soutenue par l'action médicamenteuse. Or,
cette action des médicaments ne favorise pas les réac-
tions de la nature contre les maladies; les médicaments homœopathiques ne servent pas à soutenir ou

à relever les forces, mais tout simplement à produire *en apparence* une maladie semblable, à mystifier la Force Vitale.

Par les médicaments, en effet, la maladie doit être grossie, mais seulement en apparence, par des symptômes trompeurs de nature analogue, afin que la Force Vitale, croyant avoir affaire à un ennemi plus puissant qu'il ne l'est en réalité, se détermine à un redoublement d'énergie.

Ainsi, une maladie légère ne peut être vaincue par la nature seule; mais qu'on la trompe, qu'on lui fasse croire, en administrant des médicaments, qu'elle a à combattre un ennemi puissant, alors cette même nature déploie toute son énergie et sort victorieuse du combat.

Qu'il est triste, ajoute l'homœopathe Roth, de voir des hommes d'un génie éminent comme Hahnemann se fourvoyer à ce point !

Il est vrai de dire que Hahnemann « attache aussi »peu de prix à cette théorie qu'à la première. » Il a par Dieu bien raison, et ce n'est pas nous qui lui en ferons un crime ; seulement nous serions curieux de savoir comment il a pu arriver à son fameux axiome : « *Similia similibus curantur.* » Conséquent avec sa nouvelle théorie, Hahnemann aurait dû dire : *Les*

semblables sont, en apparence, guéris par des
semblables.

Néanmoins, comme cet axiome est à peu près le
seul drapeau de ralliement de tous les homœopathes,
nous disons presque le seul lambeau de la Doctrine
Hahnemannienne, nous allons en examiner sérieuse-
ment la valeur.

Depuis Hippocrate, on admettait, à peu près sans
conteste, que les médicaments produisaient dans le
système vivant une modification contraire à celle des
causes morbides. Cette loi paraissait d'autant plus
rationnelle, qu'elle domine et régit les phénomènes
physiologiques; Hippocrate l'avait formulée dans ses
aphorismes.

« Les maladies qui naissent de réplétion, guérissent
»par les évacuations; celles qui viennent d'inanition ,
»par les restaurants; de même les autres, par leurs
»contraires. » (Hippocrate [1].) D'où la formule thérapeutique :

« *Contraria contrariis curantur.* »

« L'observation, la méditation, l'expérience m'ont
»fait trouver qu'à l'inverse des préceptes tracés par
»l'allopathie, la marche à suivre pour obtenir de véri-

[1] Aphor. 22, sect. 2.

»tables guérisons, douces, promptes, certaines et
»durables, consiste à choisir, dans chaque cas indivi-
»duel de maladie, un médicament capable de produire
»par lui-même, une affection semblable à celle que
»l'on veut guérir. » (Hahnemann [1].) D'où le principe
homœopathique :

« *Similia similibus curantur.* »

De ces deux opinions, quelle est la vraie ?

Ce n'est pas d'aujourd'hui que la question est posée.
Contrairement à l'opinion généralement admise, elle
remonte à une époque bien antérieure à Hahnemann.

Vers le milieu du XVIe siècle, certains médecins
faisaient l'application du principe homœopathique. A
l'appui de cette assertion, le passage suivant de
S. François-de-Sales nous paraît aussi curieux que
décisif :

« Les médecins méthodiques ont toujours en bouche
»cette maxime que les contraires sont guéris par leurs
»contraires, et les spagériques célèbrent une sentence
»opposée à celle-là, disant que les semblables sont
»guéris par leurs semblables [2]. »

---

[1] *Organon,* § 59.
[2] Traité de l'amour de Dieu.

En 1738, Stahl se prononce avec la plus grande netteté en faveur du principe homœopathique.

« La règle admise en médecine de traiter les ma-
»ladies par des remèdes contraires ou opposés.... est
»complètement fausse et absurde ; je suis persuadé,
»au contraire, que les maladies cèdent aux agents qui
»déterminent une affection semblable. »

Dans un article publié en 1844 par M. Trousseau sur l'action de la noix vomique, ce célèbre pathologiste admet que certains médicaments guérissent par leurs propriétés homœopathiques.

Mais ce qui prouve à nos yeux que la pensée de M. Trousseau a été mal interprétée, c'est le passage du même auteur que M. Manec donne pour épigraphe à son livre :

« L'homœopathie est un système médical qui a pour
»base l'inconnu, pour but l'impossible et pour résultat
»la nullité. »

En présence d'opinions si contradictoires, celle d'Hippocrate, qui admet les deux modes d'agir des médicaments, serait-elle la plus raisonnable ?

« D'un autre côté, la maladie vient par les sem-
»blables, et guérit en lui opposant des semblables.
»Ainsi, le même agent produit la strangurie quand
»elle n'existe pas, et l'apaise si elle existe.... Ainsi,

»l'homme recouvre la santé par l'une et l'autre mé-
»thodes qui sont opposées[1]. »

Avouons tout d'abord notre ignorance absolue sur la
nature des phénomènes internes qui se relient aux
causes premières, aux lois mystérieuses de la vie.

Les vertus curatrices des médicaments nous sont
aussi inconnues dans leur essence que les lois primordiales qui président à la nutrition, à la génération.
Agissent-ils en vertu d'une force indépendante de la
matière ou par leurs propriétés physiques et chimiques?
Dans l'ordre des phénomènes physiques, connaissons-
nous mieux l'essence de l'affinité, de la gravitation, de
la lumière, du calorique? En physiologie, pouvons-nous
apprécier comment les influences extérieures perçues
par nos organes vont donner naissance à des phénomènes intellectuels? En métaphysique, enfin, l'harmonie préétablie de Leibnitz et autres systèmes plus ou
moins ingénieux nous expliquent-ils l'action de l'âme
immatérielle sur le corps?

Nous n'avons donc pas à rechercher pourquoi, mais
comment les médicaments agissent. L'opium fait dormir
parce qu'il a la vertu dormitive. Mais si l'on demande
comment la saignée modifie la pléthore; le fer, la chlo-

---

[1] Hipp., *De locis in homine.*

rose et l'anémie; le quinquina, la fièvre paludéenne;
le mercure, la syphilis; nous pouvons rechercher si
c'est en produisant dans l'économie des phénomènes
semblables ou contraires à ceux qui dépendent des
causes morbides naturelles; en un mot, si ces substances agissent d'après la loi de similitude ou des
contraires.

Entrons en matière :

Dans sa première théorie, Hahnemann s'appuie surtout sur la méthode substitutive. Substituer une maladie médicamenteuse à la fois plus forte et plus fugitive
que la maladie naturelle, telle est son idée générale,
et nous devons ajouter que cette méthode trouve souvent en médecine d'utiles applications. Il ne faut pas
néanmoins s'en exagérer l'importance ni en méconnaître
la signification. Elle peut être surtout employée au
début des maladies, avant que les organes ne soient
modifiés dans leur contexture, et réussit d'autant plus
que la lésion vitale ne s'est point incarnée, matérialisée
dans une lésion organique.

Mais Hahnemann ajoute qu'il faut choisir pour
modificateur un médicament capable de produire par
lui-même une maladie semblable à celle que l'on veut
guérir. Or, que signifie ce mot *semblable?* Hahnemann
veut-il dire qu'il faut substituer à une maladie natu-

relle une maladie artificielle semblable par le fond et par la forme, ç'est-à-dire identique, ou simplement semblable par la forme, mais différente par le fond.

Dans la première hypothèse, la substitution serait impossible d'abord, et puis cette théorie mise en pratique ne pourrait avoir pour résultat qu'une aggravation proportionnelle, à moins d'admettre que l'unité ajoutée à une ou plusieurs unités donne zéro.

Hahnemann l'a bien compris : il veut substituer à une maladie naturelle une maladie médicamenteuse, qui, sans être de la même nature, lui ressemble beaucoup par les symptômes. Mais alors le traitement est homœopathique en apparence et allopathique en réalité.

Qu'importe, pourvu que la guérison s'ensuive ! Et puis, n'est-il pas démontré que le nitrate d'argent guérit les inflammations des muqueuses ; que l'application d'un vésicatoire arrête les progrès d'un érysipèle phleg-moneux ; que les caustiques changent la marche des inflammations gangréneuses? N'est-ce pas la démon-stration évidente de la loi des semblables?

« De ce que, dans bien des cas, une action morbide »médicamenteuse se substitue à une maladie naturelle »pour disparaître d'elle-même, il ne faut pas en con-»clure que c'est à sa similitude la plus grande possible

»avec la maladie naturelle qu'elle doit cet effet curatif.

»Malgré sa gravité toute germanique, Hahnemann s'est
»montré le plus léger des pathologistes, lorsqu'il a
»conclu de l'action substitutive à l'action homœopa-
»thique. Ces deux mots sont loin d'être synonymes ; ils
»expriment bien plutôt deux idées différentes. Les
»topiques irritants agissent très-vraisemblablement en
»faisant dominer dans une phlegmasie l'élément sain ou
»physiologique sur l'élément morbide, ou en dévorant
»celui-ci : on en a la preuve dans l'action nuisible
»qu'ils exercent sur une inflammation saine. Or, une
»inflammation franche ou physiologique et une inflam-
»mation morbide gangréneuse, diphtéritique, syphili-
»tique, scrofuleuse, ne se ressemblent en rien. Aux
»yeux du pathologiste, elles sont même plus opposées
»que semblables, puisque le caractère de l'une est la
»tendance réparatrice, curatrice; celui de l'autre, la
»tendance septique et désorganisatrice. C'est donc agir
»bien plus hétéropathiquement qu'homœopathiquement.

»S'il était possible de produire avec le médicament
»une action morbide aussi semblable que possible à
»celle de la nature, on augmenterait celle-ci, loin de
»l'affaiblir. Mais on a jugé d'une ressemblance inté-
»rieure d'après quelques grossières analogies de symp-
»tômes ; et alors que le principe thérapeutique des

»contraires était plus évidemment démontré que jamais,
»on proclamait celui des semblables. » (Pidoux.)

La médication externe n'était pas favorable au système de Hahnemann ; aussi se hâte-t-il de la proscrire.

« L'homœopathie ne veut pas une seule goutte de
»sang ; elle ne purge pas, et ne fait jamais ni vomir ni
»suer ; elle ne répercute aucun mal externe par des
»topiques, et ne prescrit ni bains chauds ni lavements
»médicamenteux ; elle n'applique ni vésicatoires, ni
»sinapismes, ni sétons, ni cautères ; jamais elle ne
»brûle les chairs jusqu'à l'os avec le moxa ou le fer
»rouge[1]. »

Non-seulement le principe des semblables est pour
lui le beau idéal de la thérapeutique ; mais il s'efforce
de le justifier par des raisons puisées dans les propriétés
même des médicaments.

« Tout médicament », dit-il, « produit deux effets
»opposés dans le corps de l'homme. Son effet primitif
»est précisément l'inverse de son effet secondaire.
»Exemple : La poudre de jalap purge aujourd'hui,
»mais le lendemain et le surlendemain il y aura res-
»serrement du ventre.

» Si le médicament qu'on oppose à une maladie

---

[1] Note de la préface de l'*Organon*.

»excite pendant son action primitive des symptômes
»opposés à ceux de cette maladie, l'emploi qu'on en
»fait n'est alors que palliatif; il s'ensuit presque aus-
»sitôt une amélioration. Mais, au bout de quelques
»heures, le mal revient plus fort qu'il n'était avant
»l'usage du remède ; car il est renforcé par l'effet
»secondaire qui lui ressemble. Par exemple : L'effet
»primitif de l'opium dans un corps sain est un sommeil
»d'engourdissement, avec respiration stertoreuse et ron-
»flante ; mais son effet secondaire est l'insomnie. Or,
»que le médecin soit assez maladroit pour vouloir
»combattre une insomnie habituelle avec de l'opium, il
»procède d'une manière palliative ; un sommeil pesant
»et ronflant et non réparateur s'établira bientôt ; mais
»l'effet secondaire sera une insomnie ajoutée à celle
»qui existait déjà. Au bout de vingt-quatre heures, il
»dormira moins qu'il ne dormait avant d'avoir pris de
»l'opium. » (Hahnemann [1].)

Rappelons que, d'après Hahnemann, les médicaments sont doués par eux-mêmes, et indépendamment
du Principe Vital, d'une force morbifuge absolue. La
poudre de jalap est donc purgative d'abord, astringente
ensuite. Or, si la diarrhée était toujours guérie sous

---

[1] Effets du café, pp. 334-335.

l'influence de l'action primitive du jalap, il y aurait lieu d'admettre le principe *Similia similibus*. Mais remarquez que cette action primitive aggrave : Hahnemann ne compte pour la guérison que sur l'action secondaire. Le traitement est bien, en apparence, homœopathique; mais la guérison effective, réelle, est opérée d'après le principe *Contraria contrariis curantur*.

Hahnemann ne resta pas toujours fidèle à cette première théorie; il l'abandonna pour adopter celle de la réaction. Nous l'avons appréciée en elle-même; reste à démontrer ses conséquences.

Dans cette théorie, « les médicaments homœopa- »thiques produisent, en apparence, une maladie sem- »blable à la maladie primitive. » En bon français, que signifie cette phrase? Comprend-on que des médicaments produisent une *apparence de maladie?* Ils agissent ou n'agissent pas ; leur action est réelle ou nulle, mais jamais apparente.

Hahnemann a-t-il voulu dire qu'il suffisait de mystifier la nature ou plutôt le malade ? Quoi qu'il en soit, notre intelligence se refuse d'admettre qu'une maladie naturelle puisse être guérie par une maladie médicamenteuse semblable et qui n'existerait qu'en apparence. Nous ne saurions le comprendre, à moins d'avoir l'esprit illuminé par grâce ou par disgrace spéciale.

Pour justifier le principe *Similia similibus curantur*, d'autres homœopathes ont admis comme basé de l'homœopathie que « les symptômes morbides sont des effets réactionnaires méconnus. » Les médicaments homœopathiques agissent en favorisant les efforts de la nature.

« En effet », dit M. Arnaud, « si l'appareil des »symptômes qui constitue un état morbide est l'ex-»pression de la réaction vitale dynamique contre la »cause morbifique, &c...., qu'y a-t-il à faire, si ce »n'est de seconder les efforts de cette bonne nature, »en imitant son procédé de réaction, en ajoutant une »impulsion artificielle convergente ? »

La conséquence serait logique, en effet, si le principe était juste; malheureusement, il ne l'est pas toujours. Que la fièvre soit dans quelque circonstance un effort salutaire de la nature, c'est indubitable; qu'il faille l'exciter ou la modérer, suivant qu'elle est trop faible ou trop intense, est un principe admis depuis l'origine de la médecine. Cet effet salutaire de la fièvre est nettement formulé dans cet aphorisme d'Hippocrate : *Febris spasmos solvit*. C'était aussi l'opinion de Sydenham, de Stahl. Mais en la généralisant à toutes les maladies, on est tombé dans une étrange exagération, contre laquelle s'élèvent l'expérience et le raisonnement.

D'abord, il est impossible de prouver l'identité des

symptômes et de la réaction, et, en admettant cette hypothèse prouvée, on devrait, par l'intervention de l'art, augmenter la somme des symptômes; il devrait se manifester toujours des aggravations, ce qui n'est pas vrai.

«Il faudrait, en outre, dans une métrorrhagie pas-»sive, où l'on emploie tous les moyens possibles pour »arrêter une perte de sang débilitante, administrer un »médicament pour augmenter (non; qui augmente les »pertes chez les personnes bien portantes); mais au »lieu de favoriser la guérison, ce serait l'empêcher.

»Enfin, si cette hypothèse était démontrée, ce ne »serait pas le *simile,* mais l'*œquale,* la cause morbi-»fique elle-même, qui serait le remède le plus efficace »contre la maladie.» (Roth.)

D'autres homœopathes soutiennent une troisième opinion : L'organisme guérit la maladie par réaction.

La maladie est impuissante pour tirer le Principe Vital de son inaction. Par les médicaments qui déter-minent des symptômes semblables et qui se surajoutent à ceux de la maladie, on la réveille, on la surexcite; une fois mise en jeu, elle se débarrasse de la maladie naturelle et de la maladie artificielle.

«Mais si cette opinion était vraie», dit l'homœopathe Roth, « il en résulterait que des maladies légères ne

»pourraient se guérir sans l'emploi des médicaments ;
»que de fortes maladies , capables de provoquer la
»réaction, se guériraient nécessairement dans le cas seul
»où on ne les combattrait pas par des remèdes ; et que
»les maladies graves, contre lesquelles la réaction seule
»est impuissante, seraient simplement aggravées par
»des médicaments dont les symptômes sont analogues à
»ceux du mal, en sorte que la guérison deviendrait
»impossible. »

Quelque théorie que l'on adopte, on ne saurait justifier la loi des semblables. L'étude des médicaments va
nous en démontrer l'erreur avec plus d'évidence encore.

Parmi le nombre infini des médicaments, les uns
s'adressent de préférence à la force plastique, à la nutrition, considérée dans l'ensemble de ses phénomènes
généraux, soit que cette force plastique pèche par excès
ou par insuffisance. Dans le premier cas , ils portent le
nom d'*altérants* ; ils s'opposent aux élaborations répara-
trices en agissant directement sur les liquides et sur
les solides. Dans le second cas, ce sont des toniques,
des *reconstituants*.

L'action physiologique que ces médicaments exercent
peut nous faire préjuger jusqu'à un certain point leurs
effets thérapeutiques ; ils agissent en sens inverse de la
maladie, et par conséquent d'après la loi des contraires,

Ainsi, le fer produit, à l'état physiologique, une augmentation des globules et de la fibrine du sang; l'anémie est caractérisée par une proportion plus faible de ces matériaux : d'où l'indication rationnelle des ferrugineux, et la raison flagrante de leur efficacité dans les affections anémiques.

Est-ce directement sur le sang que le fer porte son action ? Évidemment, c'est sur la force plastique, et celle-ci, à son tour, réagit sur la composition de ce liquide.

Dans ce cas, prescrivez-vous de l'iode, dont les effets physiologiques sont inverses à ceux du fer, et par conséquent semblables à ceux de la maladie ?

Mais la conséquence la plus immédiate sera une aggravation, et l'état anémique dégénèrera bientôt en cachexie séreuse.

Mais si l'anémie n'est pas essentielle, si elle est symptomatique de la syphilis, par exemple, il est évident que l'administration de l'iode ou du mercure, en guérissant l'affection générale, fera disparaître l'anémie sans que pour cela vous soyez autorisé à proclamer le principe des semblables.

Les effets physiologiques de l'opium sont sédatifs, soporifiques; faut-il en conclure que l'opium est toujours indiqué pour guérir l'insomnie?

Si celle-ci résulte d'une exaltation du système nerveux, d'une affection spasmodique du cerveau, l'opium
guérira par ses propriétés sédatives. La conséquence
immédiate de son administration sera la disparition de
l'état spasmodique, et, par suite, le retour à l'état
normal.

Mais si l'insomnie est le résultat d'une faiblesse nerveuse, l'opium, loin de la guérir, la rendra de plus en
plus rebelle; et si, dans ces cas, vous la traitez avec
succès par les toniques ou les excitants, de bonne foi
quel avantage en rejaillira sur votre doctrine? Croyez-
vous porter une grave atteinte au principe d'Hippocrate
en guérissant avec la belladone ou les opiacés la céphalalgie, voire même certaines affections apoplectiques?

Bien long-temps avant votre École, Rivière les pres-
crivait, sans prétendre pour cela poser la thérapeutique
sous de nouvelles lois. Seulement, Rivière distinguait
les cas : il ne déduisait pas ses indications de l'ensemble
des symptômes, il remontait à la nature de l'affection,
et lorsque la céphalalgie ou l'état comateux dépendait
d'un état spasmodique, il les guérissait par les opiacés.

Si c'est là votre Homœopathie, nous sommes tous
homœopathes; mais si vous nous conseillez de prescrire
le fer pour combattre la pléthore, le mercure contre
l'anémie essentielle, l'opium dans les états comateux par

congestion active, permettez-nous de ne pas vous croire, convaincus que nous sommes que nos malades n'y perdront rien.

Hippocrate aussi était homœopathe quand il guérissait le vomissement par le vomissement : *Vomitus vomitu curatur.*

Zimmermann aussi était homœopathe quand il guérissait la dyssenterie par les purgatifs. Lisez son *Traité sur la dyssenterie,* et vous serez convaincus qu'il pratiquait largement selon la lettre de votre principe. Toutefois, nous devons ajouter qu'Hippocrate et Zimmermann n'agissaient ainsi que dans les vomissements ou les dyssenteries bilieuses, lorsque ces symptômes étaient sous la dépendance d'un état gastrique très-prononcé et qu'ils étaient la manifestation sensible des efforts de la nature pour expulser les matières saburrales.

Contre une telle Homœopathie nous n'avôns rien à dire.

Qui oserait soutenir que les sudorifiques, si utiles dans les affections catarrhales simples, agissent d'après le principe de Hahnemann?

Quel est l'homœopathe assez convaincu qui traiterait un noyé par les inhalations du gaz carbonique?

L'oxygène, qui guérit l'asphyxie, ne produit pas, à l'état physiologique, un appareil phénoménal analogue

à celui qui résulte de l'absorption des gaz méphitiques;
et, malgré la proscription des vomitifs en présence d'un
individu récemment empoisonné, Hahnemann lui-même
aurait-il hésité à prescrire l'émétique?

L'Homœopathie ne verse pas une goutte de sang! Si
votre père tombait frappé d'apoplexie, donneriez-vous
quelques globules, ou pratiqueriez-vous une large
saignée?

L'Homœopathie ne brûle pas les chairs? J'aimerais
bien de vous voir traiter avec succès par vos globules
la pourriture d'hôpital. Et puis, avez-vous oublié ce
fameux aphorisme d'Hippocrate?

« Ce que les médicaments ne guérissent pas, le fer le
»guérit;

»Ce que le fer ne guérit pas, le feu le guérit;

»Ce que le feu ne guérit pas doit être regardé
»comme incurable [1]. »

L'Homœopathie n'applique pas de vésicatoires!......
Dieu me garde d'être votre client si je suis jamais atteint
d'un rhumatisme ou d'un érysipèle phlegmoneux !

Malgré vos affirmations solennelles, l'Allopathie n'est
pas si grossière ni si inconséquente que vous le procla-
mez. Mais, par contre, votre système est insoutenable

---

[1] Hipp., aphor. 4, sect. 8.

et ne repose que sur quelques interprétations vicieuses de certains faits mal observés.

Si les effets physiologiques de quelques médicaments peuvent nous faire préjuger leur action thérapeutique, il en est d'autres qui ne se révèlent qu'au contact d'une affection morbide et qu'on désigne sous le nom de *spécifiques*.

Comment reconnaître sur l'homme sain les propriétés fébrifuges du quinquina ou anti-syphilitiques du mercure? Guérissent-ils d'après la loi de similitude ou des contraires? Nous l'ignorerions encore si le flambeau de l'Homœopathie n'eût éclairé ce point obscur de la Science.

Le mercure guérit la syphilis parce qu'il provoque sur l'homme sain des ulcérations semblables à celles de la vérole ; mais si le principe était vrai, on ne guérirait la syphilis qu'à la condition de substituer aux chancres naturels des ulcérations mercurielles. Or, c'est ce que l'on évite, et la guérison est d'autant plus prompte qu'elle s'accomplit sans cette fâcheuse complication.

Que l'abus du mercure produise chez quelques individus des symptômes d'intoxication, cela se voit tous les jours ; que chez d'autres surviennent des ulcérations qui ont quelque analogie avec les chancres, c'est plus rare, mais cela se voit encore.

Que peut-on en conclure? Quel rapport établir entre un virus et un médicament?

« L'ensemble des symptômes du mercure n'est sem-
» blable à l'ensemble des symptômes de la syphilis,
» qu'à la condition de retrancher aux uns ce qui les fait
» symptômes mercuriels, et aux autres ce par quoi ils
» sont symptômes syphilitiques. Après cela, ils se res-
» semblent, c'est vrai, mais parce qu'ils sont iden-
» tiques........

» Mais, de quelque manière que le médicament
» agisse, soit qu'il détermine des symptômes sem-
» blables, dans l'un et l'autre cas il agit selon le prin-
» cipe *Contraria contrariis*, c'est-à-dire que ses effets
» étant incompatibles avec ceux de la maladie, ils
» s'excluent, se neutralisent. » (Pidoux.)

Pour prouver que le quinquina guérit la fièvre intermittente par ses propriétés homœopathiques, on s'appuie sur l'observation de M. Bretonneau, de laquelle
résulte qu'une dose *suffisante* de sulfate de quinine
donne lieu à des symptômes fébriles. Peut-on trouver
dans ce fait la raison de la virtualité du quinquina?
Mais toutes les substances connues, à dose suffisante,
peuvent fatiguer l'estomac et allumer la fièvre : toutes
les substances connues sont donc succédanées du quinquina. Suivez le conseil de M. Manec : allez réclamer

les dix mille francs que le Gouvernement promet à l'auteur d'une découverte si importante.

Du reste, le fait de M. Bretonneau est si peu général, qu'il est révoqué, mis en doute par de nombreux observateurs. M. Andral, en particulier, a administré nombre de fois et à divers individus 8 grammes de poudre de quinquina ; il n'a rien observé de particulier, et cependant cette dose eût suffi pour arrêter un accès pernicieux.

Le principe des semblables, cette grande loi thérapeutique, la spécificité par analogie, ne repose sur aucune base ; la théorie le repousse, la pratique le condamne.

Les conséquences vont nous en démontrer la nullité radicale.

CHAPITRE QUATRIÈME.

EXAMEN DE L'HOMŒOPATHIE AU POINT DE VUE DE LA MATIÈRE
MÉDICALE.

A moins de rester dans le domaine des abstractions,
toute idée nouvelle doit nécessairement se traduire en
actes correspondants. L'idée et le fait s'engendrent
mutuellement.

En Médecine, une nouvelle théorie doit se refléter
dans la pratique ; une nouvelle doctrine a pour conséquence directe, immédiate, une matière médicale
envisagée sous un nouveau point de vue. C'est par
elle, en effet, que Hahnemann couronne son œuvre.
Les erreurs de sa doctrine ont dû nous préparer à des
conclusions imprévues ; avouons, toutefois, que notre
attente a été dépassée de toute la distance que l'imagination peut concevoir.

Notre tâche la plus difficile est de rester sérieux
en présence de cette matière médicale, que Requin
appelle la plus colossale absurdité. Soyons plus juste :
Hahnemann n'a pas reculé devant les incroyables
conséquences de ses principes ; il a marché jusqu'au
bout en bravant le ridicule. Honneur au courage
malheureux !

Partant du principe *Similia similibus curantur*, il est évident que, le remède agissant dans le sens de la maladie, il devait nécessairement s'ensuivre des aggravations proportionnelles. C'est ce qui est arrivé à Hahnemann. Mais, plutôt que de renoncer à son système, il en a conclu à l'atténuation des doses. Où s'arrêtera-t-il dans ces atténuations? « La maladie », dit-il, « augmente la réceptivité du remède approprié. »

« Quand la maladie ne dépend pas manifestement » d'une altération profonde d'un organe important, la » dose du remède homœopathique ne saurait jamais » être assez faible pour triompher de la maladie natu- » relle. » *(Organon.)* Or, il s'ensuit que plus le remède sera approprié, plus faible en devra être la dose.

Tout le monde connaît la manière de préparer ces doses par des dilutions successives. Cette méthode consiste à verser une goutte de teinture-mère dans 99 gouttes alcool; à prendre de ce mélange une goutte, et à la verser dans 99 autres gouttes : ainsi de suite, jusqu'à ce que l'on ait obtenu la dilution désirée. Pour les substances insolubles, on procède à peu près de même. On mélange un grain de leur poudre avec 99 grains de sucre de lait, on les triture dans un mortier de porcelaine; un grain de ce premier produit est ensuite trituré avec 99 grains du même véhicule, et l'on a ainsi la deuxième atténuation; un grain de celle-ci mélangé avec 99 grains constitue la troisième : ainsi de suite pour les centième, millième, seize millième dilutions.

L'imagination peut-elle concevoir à quel degré de divisibilité on arrive par ces dilutions successives ?

Qu'on nous permette d'en citer un exemple :

Nous avons vu comment s'opéraient les dilutions homœopathiques. Nous pouvons en déduire que, pour faire passer une goutte entière médicamenteuse à une dilution donnée, il faut faire suivre l'unité d'autant de paires de zéros qu'il y a d'unités dans le chiffre qui représente le degré de dilution : ainsi, pour la 30e, l'unité devra être suivie de 60 zéros.

Veut-on savoir ce que représente un pareil nombre ?

Supposez (si vous le pouvez) un cylindre ayant un diamètre de cent millions de lieues (4 kil.) et pour hauteur quatre cent millions de lieues. Le cube de ce cylindre sera représenté par $\Pi R^2 H = L$, nombre de lieues cubes. Représentant par M le nombre de mètres cubes contenus dans une lieue cube, par D le nombre de décimètres cubes ou litres renfermés dans un mètre cube, par G le nombre de gouttes contenues dans un litre (30,000), et par X la totalité des gouttes

renfermées dans le cylindre , nous obtenons cette
formule :

$$\Pi\, R^2 \times H \times M \times D \times G = X$$

Représentant par K le nombre de gouttes nécessaires
pour la 30ᵉ dilution et divisant par X, nous connaî-
trons le nombre de cylindres nécessaires pour atténuer
à la 30ᵉ puissance une goutte d'un médicament. Ce
nombre représenté par P, nous avons : $\frac{K}{X} = P$.

Traduisant cette formule en chiffres et effectuant les
calculs en négligeant les décimales, nous obtenons :

Seize millions de milliards de cylindres ayant cent
millions de lieues de diamètre et quatre cents millions
de lieues de hauteur pour diluer à la 30ᵉ une simple
goutte de teinture de douce-amère ou d'aconit ! Et
chaque goutte de cette masse liquide sera d'une puissance telle , qu'on ne saurait l'administrer sans la noyer
encore dans un grand verre d'eau..... O Molière !

Que serait-ce si nous voulions calculer la quantité d'alcool nécessaire pour amener à la 100ᵉ, 1000ᵉ, 16000ᵉ
puissance la totalité d'une goutte médicamenteuse ! A
quel chiffre fabuleux n'arriverions-nous pas ! Et cependant « l'aggravation se dressait toujours menaçante ,
» et le praticien effaré ne se déterminait qu'avec an-
» goisse au choix d'un de ces formidables agents, et
» ne l'administrait qu'atténué à outrance. » (Arnaud.)

Plus tard, la question fut renversée ; les basses dilutions furent accusées d'impuissance, d'inertie, et l'on
considéra les plus hautes comme les plus énergiques.
Hahnemann s'était aperçu que les triturations successives, loin de diminuer la force des médicaments,
développaient en eux des puissances inconnues. Les
préparations homœopathiques furent considérées comme
des dynamisations, à tel point que « Héring, trai-
» tant une lèpre tuberculeuse, préféra administrer la
» 18e dilution de lycopode, quoiqu'il jugeât la dose
» *trop forte,* et qu'il possédât la 30e, parce que le
» flacon dans lequel cette dernière lui avait été expédiée
» d'Allemagne n'avait été rempli qu'à moitié, et que
» ce liquide, en s'agitant pendant la traversée, s'était
» élevé à une trop haute puissance. » (Arnaud.)

Hahnemann affirme, en effet, que la secousse
accroît l'énergie du médicament, qu'une dilution plus
haute a des effets plus énergiques..... « Si vous n'en
» croyez pas à ma vieille expérience », ajoute-t-il,
« faites comme moi : expérimentez et jugez. » Et c'est
parce que nous avons essayé, que nous donnons à vos
affirmations le démenti scientifique le plus formel,
non-seulement nous, mais vos propres disciples.

« Quant à la première des allégations de Hahnemann »,
dit M. Roth, « elle n'est prouvée ni par la théorie, ni

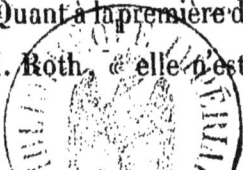

7

» par la pratique. Les essais que j'ai faits sur moi-
» même, comme ceux qui ont été faits par beaucoup
» d'autres, n'ont conduit à aucune donnée positive à
» cet égard.

» Pour ce qui est du second point, ni Hahnemann
» ni d'autres n'ont apporté de preuves à l'appui de cette
» opinion. »

Faut-il s'arrêter, ou poursuivre le triste exposé de
la folie humaine? Admettons, si l'on veut, que les
médicaments agissent en vertu d'une force : faut-il en
conclure à l'annihilation de la matière? Est-ce que
toutes les forces pour se produire n'ont pas besoin d'un
support matériel? Qu'est-ce que la pesanteur sans la
matière, la forme sans la substance, l'homme sans le
corps? L'affinité est une force : n'est-elle pas, toutes
choses égales d'ailleurs, proportionnelle au nombre des
molécules qu'elle retient? Et vous voulez nous con-
vaincre qu'en diluant ou triturant des substances médicamenteuses, vous isolez la force médicatrice, vous
la développez en raison directe de l'atténuation de la
matière! Vous voulez nous persuader qu'un décillio-
nième de grain de silex, de charbon, de lycopode, va
exposer la vie d'un malade, parce que vous aurez
fait subir à ces substances inertes un certain nombre
de triturations! Non-seulement le bon sens se refuse à

le croire, mais la raison universelle rejette vos remèdes comme n'ayant aucune action.

Pour prouver l'action de vos médicaments à de pareilles doses, invoquerez-vous l'expérience? Avez-vous donc oublié le défi qui vous fut porté par le docteur Lamarmorat, que vous eûtes d'abord la velléité d'accepter?

Le moyen était bien simple, et vous laissâtes échapper une magnifique occasion de prouver ce que l'on vous a toujours contesté : l'action des doses infinitésimales. Ce défi, nous vous le portons encore.

Nous allons prendre dix médicaments dilués à la 30ᵉ puissance, à la 100ᵉ si vous la croyez plus énergique; vous en prendrez un, et, comparant les phénomènes produits à ceux que vous avez notés dans votre matière médicale pure, vous nous direz le nom de la substance ou du médicament. Bien plus, nous vous défions de distinguer un globule inerte d'un globule médicamenteux. Si l'expérience s'élève contre vous, confessez votre erreur en rentrant au plus tôt dans le giron de la Médecine traditionnelle; si vous refusez le défi, il sera acquis à la discussion que vous ne croyez pas vous-mêmes. De quel nom faudra-t-il vous appeler?

Invoquerez-vous l'expérience clinique? C'est sur ce terrain que nous vous attendons. Élaguons, s'il

vous plaît, ces articles apologétiques recouverts de
signatures honorables sans doute, mais tout au moins
incompétentes ; mettons de côté ces 600 cas de guérison de choléra sans un seul insuccès ; arrivons à des
faits irrécusables, authentiques et publics : là est la
pierre de touche de votre système, là aussi en est
l'écueil.

En 1829, le docteur De Horatiis fut autorisé à
traiter pendant quarante jours un certain nombre de
malades dans une salle d'un hôpital de Naples, sous la
surveillance d'une Commission composée des médecins
les plus instruits. Toutes les précautions avaient été
prises. Le résultat des expériences fut complètement
nul : ou les maladies s'aggravaient, ou elles restaient
stationnaires ; jamais elles ne furent avantageusement
modifiées par le traitement.

A Saint-Pétersbourg, le Conseil médical, après
avoir expérimenté ce traitement, le déclara inutile ou
dangereux dans le cas où il faut agir, et en fit ordonner
la défense dans les établissements publics.

En 1830, le docteur Pointe, professeur de clinique
à l'Hôtel-Dieu de Lyon, mit à la disposition du docteur
Gueyrard, médecin homœopathe, trente lits de son
service. Celui-ci, en présence de nombreux élèves et
de plusieurs médecins de la ville, administra les doses

et remèdes homœopathiques. Après dix-sept jours, il ne reparut plus, attribuant ses insuccès aux miasmes de l'établissement.

Broussais au Val-de-Grâce, Andral à la Pitié, tentèrent aussi infructueusement de nouvelles expériences.

A l'Hôtel-Dieu de Paris, MM. Currie et Léon Simon, tous deux homœopathes, furent autorisés par M. Bally à faire des expériences. M. Currie traita des malades homœopathiquement pendant quatre ou cinq mois avec des médicaments qu'il avait fait venir d'Allemagne, de la même pharmacie où Hahnemann faisait préparer les siens. De tous les malades ainsi traités, ajoute Bally, pas un seul n'a guéri.

Enfin, l'Académie de médecine, après trois jours de discussions, adopte, à l'unanimité, une réponse au Ministre de l'Intérieur. Elle est écrasante pour la nouvelle Doctrine.

Que penser, dès-lors, en présence de cette réprobation qui tombe de si haut, en présence des résultats négatifs et constants des expériences faites par les homœopathes eux-mêmes, lorsque ces expériences ont été publiques, de ces miracles de guérison colportés avec tant d'audace par les mille voix de la presse. Citons un fait rapporté par Hahnemann :

« Un homme atteint d'une monomanie de suicide ne

» songeait qu'à se détruire ; je lui passai rapidement
» sous le nez et à deux reprises un petit flacon contenant
» un globule imbibé d'une solution d'or ; immédiatement
» la guérison fut complète. »

A Saint-Pétersbourg, le docteur Seidlitz fit une
série d'expériences avec la poudre de substances inertes
après avoir agi sur l'imagination des malades, et il
obtint le plus souvent des accidents extraordinaires.
Il en conclut que la vogue de l'Homœopathie doit être
rangée parmi les épidémies d'aliénation mentale.

Il eût été, ce nous semble, plus convenable de conclure à l'influence de l'imagination ; en cela, il eût été
d'accord avec le docteur Griesselich, fervent apôtre de
la nouvelle Doctrine. Transcrivons ses propres paroles :

« L'imagination a joué un grand rôle dans l'homœo-
» pathie ; la foi aveugle dans la causalité des remèdes
» fit négliger entièrement ou mal apprécier les autres
» influences nuisibles , à part même les impressions
» psychiques réelles et les hallucinations du malade.
» Ainsi, des douleurs et toute sorte de sensations
» extraordinaires peuvent être produites lorsqu'on se
» les représente vivement à l'imagination et qu'on fixe
» toute son attention sur un organe. Il est une
» superstition qu'on peut employer comme moyen de
» guérison, et qui consiste , à proprement parler, en

» une croyance exaltée dans l'efficacité d'une substance
» indifférente. Le médecin qui se sert de cette supers-
» tition dans un but d'égoïsme n'est qu'un charlatan.
» Au reste, il est incontestable que non-seulement
» l'aggravation homœopathique, mais encore de véri-
» tables guérisons, ont été déterminées par le secours
» de l'air, de l'eau pure, &c. Ici se rapportent toutes
» les guérisons obtenues avec des doses fortes et faibles,
» avec des moyens mal choisis, &c., dont la puissance
» curatrice est tout-à-fait naturelle. »

Que pourrions-nous ajouter de plus fort contre les
déceptions homœopathiques?

Concluons donc, en affirmant plus que jamais la
stabilité des Dogmes Hippocratiques, de cette Médecine
ennemie de l'illusion et du mensonge, et qui ne promet
au monde plus qu'elle ne peut tenir.

« O XIXᵉ siècle », s'écrie Requin, « si vain de tes
» lumières et du brevet de supériorité que tu te complais
» toi-même à te décerner! quels ne sont pas tes dédains
» pour les erreurs des siècles passés ! Comme tu prends
» en pitié, par exemple, le XVIᵉ siècle, le beau siècle
» de la Renaissance, en y voyant le crédit que, parmi
» le peuple, parmi les grands, parmi les savants même,
» on accordait encore à l'astrologie judiciaire, à la
» démonologie, à la métoposcopie, &c.!

» Eh bien ! tu as aussi, ô **XIX**ᵉ siècle, tes hontes
» et tes plaies. Sans compter bien des points que je ne
» veux ni ne dois toucher, sans sortir de la compétence
» du médecin, tu as l'homœopathie, le magnétisme
» animal, la phrénologie cranioscopique, trois fausses
» sciences, avec leurs professeurs et leurs adeptes, avec
» leurs journaux et leurs gros livres. Voilà qui sera
» certes, à trois cents ans de distance, un triple sujet
» de risée pour la postérité ! Voilà de quoi défrayer
» à nos dépens la verve railleuse des Luciens et des
» Voltaires du **XXII**ᵉ siècle ! » . . . . . .

AINSI SOIT-IL.

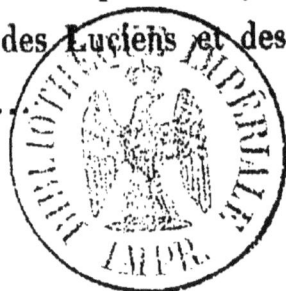

FIN.

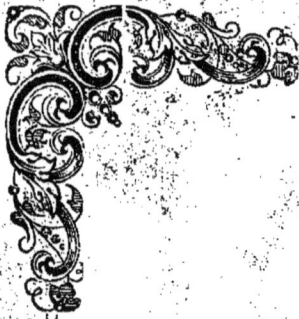

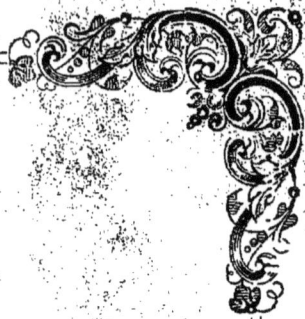

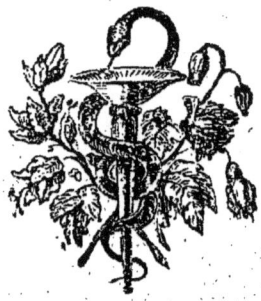

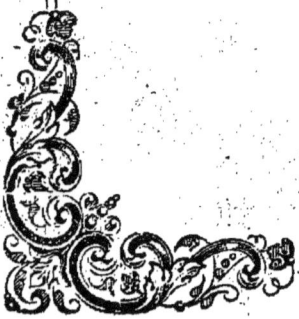

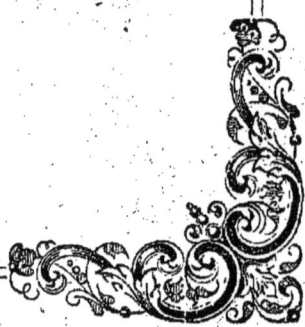